JN298652

モーズレイ
実地精神医学ハンドブック

オレンジブック　第4版

D.ゴールドバーク，R.ムレイ編

監訳

洲脇　寛　香川大学医学部精神神経科・名誉教授

新興医学出版社

The Maudsley Handbook of Practical Psychiatry

Fouth Edition

edited by
David Goldberg
Institute of Psychiatry, Denmark Hill, London
and
Robin Murray
Institute of Psychiatry, Denmark Hill, London

© Oxford University Press 2002

The Maudsley Handbook of Practical Psychiatry
Fourth Edition was originally published in English in 2002.
This translation is published by arrangement with
Oxford University Press

第4版のまえがき

　本書の第4版を出版するにあたり，Sir David Goldbergとともに Robin Murray 教授が編者に加わった．本書第3版が出版されてから，本書はイタリア語，ロシア語，スペイン語に翻訳・出版された．英国の精神科研修医のために書かれた本書が外国でも有用であることは，われわれにとって喜ばしいことであると同時に，われわれには本書を最新のものに保つという大きな責務がある．第4版が出版されたときには Mental Health Act はまだ改正されていなかったが，将来起こりうる変化について短いセクションを設け記載した．

　今回の改訂でも，われわれ編者はコンサルタント医からのアドバイスに頼るところが大きかった．またわれわれの病院で研修を受けている研修医から，彼らが常に白衣のポケットや鞄に入れて持ち歩くハンドブックにどのような情報があればいいかを教えてもらった．本書の編集に協力してくれた研修医は，本書第3版のすべてに目を通し，全体を通して有益なコメントを寄せてくれた．完全に書き換えたセクションも多くあるし，加筆されたセクションもある．新たに執筆・加筆してもらった同僚のコンサルタント医の名前を掲げ謝意を表したい：Jonathon Bindman, Dinesh Bughra, George Szmukler, Mike Crowe, Rob Kerwin, Clive Meux, Decran Murphy, Siobhan Mruphy, Eric Taylor, Ann Ward.

　また，われわれの編集作業を手伝ってくれた研修医は以下の通りである：Elvira Bramon, Matt Broome, Dames McCabe, Lucy Cameron, Steve Church, Paola Dazzan, Elaine Healy, Clare Henderson, Tennyson Lee, Paul Moran, Carmine Pariente, Marco Picchioni, Rob Stewart, Nigel Tunstall, Elizabeth

Walsh, Harvey Wickham. そのほか，本書の編集を手助けしてくれた全ての方々に深謝するとともに，一方で原稿を修正したり，最終的に使用しなかった場合もあるので，その点についてお詫びを申し上げたい．なお，われわれは編者として，本書の内容に全ての責任を負うものである．

日本語版への序文

 英国の若手精神科医向けに書かれた本書が，他の国の若手精神科医にも役立てられることになったことは，私たちにとって大きな喜びです．本書は，すでにイタリア語，スペイン語に翻訳されていますが，ここに日本語版が加わることは，私たちにとっても本当の意味でのブレークスルーです．

 本書の中の英国内でしか通用しない個所は，日本の研修医に役立つように一部翻訳者によって書きかえられています．本書には，日々の診療活動に必要なあらゆる情報を含めるようにし，また，本の大きさも上着のポケットに収まるようにつくられました．

 本書の多くの部分が研修にかかわっている精神科医によって執筆され，しかも各々の章は，若手医師によって選定されたテーマで構成されています．しかし，より専門的な章については，必要に応じて専門家に執筆を依頼しました．編者としての役割は，本書全体の体裁を整え，読みやすくすることでした．

 編者の1人，David Goldbergは，これまでに幾度か日本を訪れ，日本の若手精神科医を教えた経験を持っています．彼らは，生き生きとしたお互いを高め合うグループをつくっていました．本書がこうした日本の若手精神科医に役立つことになれば幸いです．

2002年10月

David Goldberg
Robin Murray

目　　次

第 1 章　成人の精神医学的面接……………………… 1
第 2 章　成人の詳細なアセスメント………………… 22
第 3 章　子どもの精神医学的面接…………………… 57
第 4 章　精神状態の検査……………………………… 88
第 5 章　神経精神医学的評価 ………………………100
第 6 章　フォーミュレイション，サマリー，
　　　　　経過記録 ……………………………………130
第 7 章　特別な面接場面 ……………………………137
第 8 章　特別な問題 …………………………………156
第 9 章　いつ専門医に紹介するか …………………205
第10章　初期治療 ……………………………………214
第11章　精神保健福祉法に基づく診療と
　　　　　職務内容 ……………………………………251

訳者あとがき …………………………………………………258

付表 1　AUDIT 質問表 …………………………………261
付表 2　ミニ・メンタルステート検査 ………………264
付表 3　SAD PERSONS スケールと
　　　　救急評価スケール ………………………………267
付表 4　抗精神病薬一覧 …………………………………270
付表 5　持効性抗精神病薬（デポ剤）…………………272
付表 6　抗精神病薬の副作用 ……………………………273
付表 7　主な抗うつ薬 ……………………………………274
付表 8　主な抗不安薬 ……………………………………276
付表 9　主な睡眠薬の種類 ………………………………277

索引 ……………………………………………………………279

第1章
成人の精神医学的面接

> 1.1 病棟および外来での面接　*1*
> 1.2 救急業務における面接　*11*
> 1.3 外来患者の面接　*13*
> 1.4 高齢患者のアセスメント　*15*
> 1.5 学習障害をもつ患者のアセスメント　*20*
> 1.6 面接の終了　*21*

この章では，患者の全般的な評価を行うときに用いる面接技術（1.1）と，救急業務で必要な面接技術（1.2）について述べる．また，高齢者（1.4）や学習障害（learning disability）をもつ患者（1.5）に対する面接には，特別な配慮が必要である．

1.1 病棟および外来での面接

精神医学的面接には一般の医療面接と共通した特徴がある．つまり医療面接には2つの主な目的がある．ひとつは診断を下すために必要な情報を引き出すことであり，もうひとつは，その症例の障害の病因を理解しようとつとめることである（formulation，詳細は第6章を参照）．医学全般に当てはまることではあるが，精神医学的診断のために必要な情報の多くは，一般検査や特殊な個別的検査からではなくむしろ病歴から得られる．さらに，これも医学一般においても重要であるが，精神医学的セッティングにおいてより明白な第3の特徴は，面接を患者との治療的信頼関

係を築くための手段として用いることである．患者が精神病のために自分自身に問題があると感じていない場合，あるいは摂食障害や薬物依存症で自分の問題に対して援助を求めることに両価的である場合，特に重要である．面接医の精神医学的援助を背景に，患者のかかえる問題点を検討していくこのアプローチは，コンプライアンス療法（compliance therapy），あるいは動機づけ療法（motivational enhance therapy）と呼ばれるようになった．

4番目の目的として精神医学的面接は精神療法的介入としての意味も持ちうる．

面接から得られた情報の記録

面接時に記録を残すのが最善であるが，各用紙には患者の名前と日付を記し，最初の用紙には面接の時刻を記載するのを忘れないこと．多忙な臨床医にとって，面接後に記録をまとめ上げる時間はとりにくい．場合によっては，同時に数枚の用紙にそれぞれ見出しを付けて，情報を記録する方法が役立つことがある．これは特に，精神状態の検査で逐語的な会話を記録する際に有用である．また，面接を始める前に紹介状や過去の診療録を再検討し不明な点や矛盾点を明らかにしておき，その点についてのさらなる情報を求めるようにする．

面接室に入る前に

医師は自己紹介の後，自分が誰で，なぜ患者と話したいかを説明する．もし家族が来院している時は，家族が感じたことで，患者に会う前に医師が知っておくべきことが何かあれば尋ね，面接後に家族も意見を述べる機会があることを告げる．普通成人患者には単独で会うのがよい．

面接室に入ってから

面接室では，患者に対してもう一度自己紹介を行う．というのは多くの患者は医師の名前を忘れたり聞き違えたりしており，この点は後の認知的評価の部分に利用可能とな

る．その後に面接の目的を説明する．記録をメモする必要性を患者に説明するが，記録の秘密は守られることも伝える．ただし，司法医学目的の診断評価では，面接時の発言は，文書として第三者機関に供与されたり裁判所に提出される場合もあることを，明確に伝えておく．この場合，患者から書面による同意を得るべきである．面接にどのくらいの時間がとれるか，患者に尋ねる．一般に，冗長な面接は避け，何日間かかけて情報全体を収集するのがよい．

現在の愁訴についての病歴

　病歴をとり精神状態について検討するといった主要な動機は，いざ精神医学的診療を開始すると見失われやすい．それは少なからず，彼らの出現そのものや彼らの話の中にカオスが表現されていることにもよる．あなたが，患者の病歴をとり精神状態を評価するのは，それによって治療計画を立てるためだということを忘れてはいけない．こうした評価は，ICD-10 に基づく正確な診断を下すためにも勿論大切なことであるが，それ以上のものである．本当に患者のニードに合った治療計画を立てるには，あなたは，自分自身に「なぜこの患者さんは，今この時点でこうしてここへ現れたのだろうか」と自問してみることが大切である．面接の最初の段階で，「あなたは，どうしてここへいらっしゃいましたか」，あるいは「家族の方があなたのことについて何か心配していることがおありですか」など，開かれた質問（open question）をしてみるのがよい．この段階では，まだ何も書きとめてはいけない．ただただ患者に注目し，患者の話に耳を傾ける．

　患者が現在の症状について話し始め，さまざまな愁訴が生じてきた順序がわかるまでは記録を開始しない．経時的な順序に従って話の内容を記載し，各々の訴えや問題の持続期間を記す．患者の抱える問題が展開していく記述には，症状が発展する間の患者をとりまく社会環境が含まれるべきであり，鍵となる誘因に焦点を当てる．患者の症状，発症要因（患者自身が症状の原因と考えていること），

その体験への患者の対処法を記載する．
　過去に受けた治療の効果についても記載する．患者の症状が及ぼす社会，職業，人間関係（家族，結婚，性機能，責任能力）などへの影響と，セルフ・ケア（摂食，睡眠，体重，排泄機能，薬物使用）への影響を記載する．

誘発因子

　患者が自分自身で説明する誘発因子として，以下の項目が浮かび上がってこないことがある．治療計画をつくる上で重要なので，面接でこれらの項目があてはまるかどうかスクリーニングしておく価値がある．
・ライフ・イベント（あるいはライフ・イベントの記念日・年忌）
・アルコール・薬物乱用
・服薬を遵守できない

自殺念慮・企図

　この問題については第8章（158-163頁）で詳しく触れている．以下の質問は自然な段階に沿って構成しているので，必要があれば先へ進めていく．
・あなたは自分の将来が開けていると感じていますか．
・あなたは自分の人生を生きる価値がないと感じていますか．
・全く希望がないと感じたことがありますか．
・もう死んだほうがましだ，すべてから逃げ出したいと感じたことがありますか．
・死ぬために何か計画したことがありますか（大量服薬の場合：自分自身で大量の薬剤を入手しましたか）．
・自分自身の生命を奪うような行為を行ったことがありますか．
・そんな時，何があなたを思い止まらせましたか．
・自分の死後のために身辺の整理をしたことがありますか．
　飲酒・薬物問題，摂食障害，性障害，てんかんおよび他

ライフ・チャート（生活史）

過去の病気をライフ・イベントと関連させて考える方法が有用である．患者が身体的な病気と心理的な問題の両方を有する場合，ライフ・チャートが特に重要となる－各記入欄を年齢，ライフ・イベント，身体疾患，心理的な問題とする．身体疾患の欄は，記録する病気がないときには，もちろん省略してよい．

その最も単純な形は，患者の生涯の各年を一直線上に区分することであるが，区分線は等分である必要はなく自由な時間スケールを用いる方がわかりやすく，生涯の中で重要な期間には多くのスペースをとり，それ以外は少なくてよい．

現在の愁訴に関する病歴を取り終えたときに，**患者に病歴の要点を反復して聞かせ**，次のように尋ねる．「これでいいですか」「これ以外に話しておいた方がよいと思うことはないですか」と．この段階を終えると，次の精神状態の評価へと続く（第4章参照）．

家族歴

記録の詳細さ加減は，患者の病気の性質による．家系図を描くのが大変有用で，男性には□印，女性には○印を用いる．同胞にはその記号のところにファースト・ネームを記入する．死亡した家族は○や□に斜線を引いて示し，死亡日と死因を記入する．離婚の場合は2重斜線で示す．図1.1に一例を示す．

この図は患者と一緒に作成し，全体がひと目でわかるように描く．そして患者に，「ご家族の中でどなたか精神的な病気にかかった方はおられますか」と質問する．もしあれば，それらについて詳細に尋ねる．こうしたやり方が，遺伝的負因に関した情報を収集する最も有用な方法である（37頁参照）．

患者が家族から引き離された場合は，家系図に離別され

6　第I章　成人の精神医学的面接

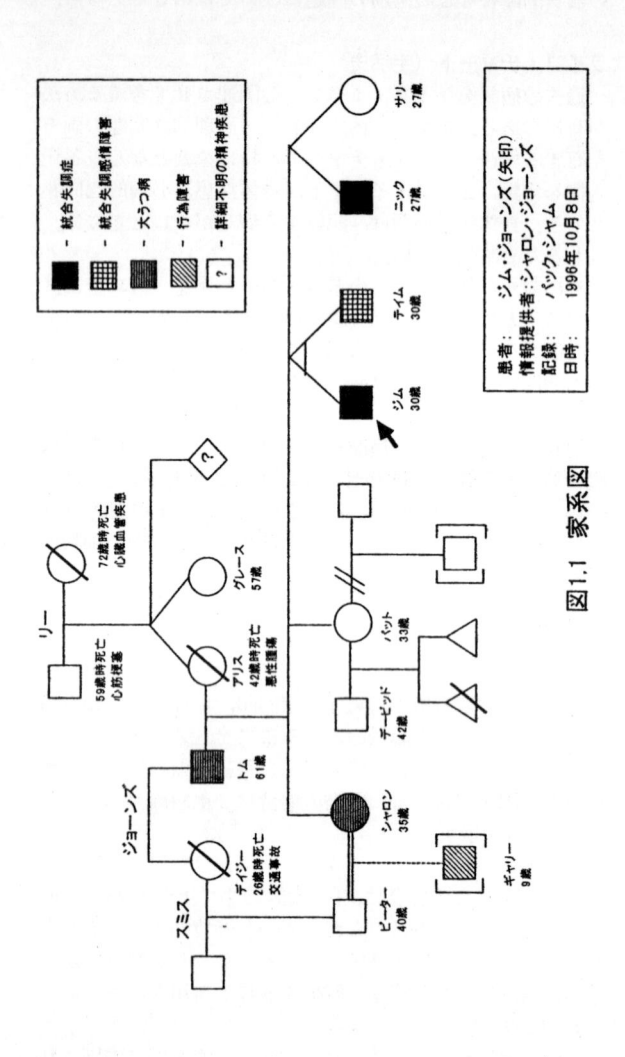

図1.1　家系図

凡例:
- ■ — 統合失調症
- ▦ — 統合失調感情障害
- ▤ — うつ病
- ▨ — 行為障害
- ? — 詳細不明の精神疾患

患者：ジム・ジョーンズ（矢印）
情報提供者：シャロン・ジョーンズ
記録：バック・シャム
日時：1996年10月8日

家系メンバー:
- リー　59歳時死亡　心筋梗塞
- ？　72歳時死亡　心臓血管疾患
- ジョーンズ
- デイジー　26歳時死亡　交通事故
- スミス
- アリス　42歳時死亡　悪性腫瘍
- グレース　57歳
- トム　61歳
- シャロン　35歳
- ピーター　40歳
- パット　33歳
- デービッド　42歳
- キャリー　9歳
- ジム　30歳
- ティム　30歳
- ニック　27歳
- サリー　27歳

1.1 病棟および外来での面接

家系図に用いられる略号

- 男性 □
- 女性 ○
- 性別不明 ◇
- 死亡 ⊠
- 自然流産 △
- 人工流産 ▲
- 現在の患者 ■（矢印）
- 精神疾患 ▨
- 詳細不明の精神疾患 ?

- 両親・配偶者
- 血族結婚
- 離別・離婚
- 同胞
- 一卵性双生児
- 二卵性双生児
- 双生児（一卵性か二卵性かは不明）
- 養子に入った子ども
- 養子に出された子ども

たときの患者の年齢を書き込んでおく．家族の飲酒歴および自殺歴についても尋ねる．

個人史

これはきまりきった手順で質問していくのではなく，患者の現在の問題の性質に関連して，患者の人生について治療者の見解を吟味する機会である．「私は……とも思うのだが」といった「合意に向けて話し合う」スタイルを用いながら，患者の病態についての仮説を検討する．

家族背景

患者に，両親あるいは養父母がどんな人だったか，どのように患者が両親それぞれとかかわり合っていたかを尋ねる．患者はどの時点で同胞の仲間入りをしたのか，同胞それぞれの学業成績はどうだったか．また，家族の雰囲気はどのようなものなのかを確認する．その家族の子どもとしての経験全般が，幸福なものであったのか（そうでない場合は何が問題であったのか）．幼年期の問題と全般的な発達についても聞き出す（第3章参照）．

小児期

出生地と出生時の問題点．誰がどこで患者を養育したのか．両親または養育者の職業，家族成員各々の間の人間関係の特徴と質について（22-24頁参照）．

学校

学校を卒業した年齢と取得した資格．患者の最も得意な科目は何であったか．先生や他の生徒との関係はうまくいっていたか．いじめられたことがあるか．学校をずる休みしたことがあるか．

職業歴

最初の就職時の年齢，仕事の種類，失業の時期と理由．転職の頻度．現在の職業，それが満足できるものか，何か

問題があるのか（この情報をもとに，患者が自分の能力を実現しているかどうか，そして患者が持続力をもっているかどうかを判断することができる．妥当な理由を欠く頻回の転職や離職は異常な性格を示唆する）．

性心理歴

現在のパートナーについて，その人物といっしょにいる時間，困難さ，支持的かなどを尋ねる．過去のパートナーについて．最初に恋人ができた年齢（同性および異性との性的関係について率直に尋ねる）．第二次性徴と性的初体験の年齢．自分が望まない性的体験や安全性に欠ける性的体験があったか．患者に決まったパートナーがいる場合は，その関係について尋ねる．子どもがいるか（その詳細）（28-30, 170-176 頁に詳細を示す）．

これまでの精神医学的既往歴

病気，入院，治療と自傷のエピソード．

これまでの内科的および外科的既往歴

高齢患者では身体疾患の併存はよくみられることであり，包括的に評価すべきである．いつも服用しているか，あるいは必要に応じて服用している薬剤のすべてを記録する．患者の家庭医（General Practitioner, GP）からの情報が有用である．現在の愁訴に関連して，患者が自分自身の健康についてどのような見方をしているかも重要である．

飲酒

全ての患者に対し，飲酒に関する質問をすべきである．飲酒問題が存在するかどうかを明らかにする目的で以下のスクリーニングを行い，もし問題があれば，短期介入に反応しそうか，あるいは専門的治療を必要とするかを明確にする．

飲酒問題のスクリーニングに一般的に用いられる質問はAUDIT（the Alcohol Use Disorders Identification Test,

付表1参照）からとられたものである．

- どのくらいの頻度でアルコール飲料を飲みますか．
- 普段の飲酒日には，アルコール飲料をどのくらいの量飲みますか．
- どのくらいの頻度で，一度に6単位（165頁参照）以上を飲むことがありますか．

このような質問は，一般的な健康状態やライフ・スタイルの評価，または内科的な病歴の中に混在させることで，患者の抵抗感を軽減できる．

薬物乱用

全ての患者に対して，不法またはOTC薬物（over-the-counter drugs：処方箋のいらない薬物）の使用について質問すべきである．しかし大部分の患者には，例えば次のようないくつかの短いスクリーニング的な質問で十分である．

- かかりつけの医師以外から手に入れて服用している錠剤その他の内服薬がありますか．
- 薬局で買ったり，友達から入手した薬がありますか．
- アンフェタミンもしくはスピード，エクスタシー，コカインもしくはクラック，LSDもしくはアシッド，ヘロインなど違法な薬を使用したことがありますか．
- 神経を静めたり睡眠の助けになる錠剤（temazepam*やジアゼパムなど）についてはどうですか．

服薬

現在の服薬．薬物に対するアレルギーや問題点．

違法歴

法律に触れる問題を起こしたことや運転免許の減点がありますか．あれば詳細を記録し，もし現在の精神症状と関連があれば保護観察官の氏名も記録する．

*訳者注：我国ですでに発表されている薬剤は，カタカナ表示とし，未発売の薬剤については，そのまま英語表示

社会生活歴

　住居，経済状態，家庭内の活動，屋外の活動，世話をしてくれる人（詳細は第 2 章 40-43 頁を参照）．

病前パーソナリティ

　調子が悪くなる前はどのようでしたか．友人は多くいましたか，他人を信頼できましたか，気性はどうでしたか，人生にどのように対処してきましたか，批判にどのように対処してきましたか，きれい好きでしたか，などの問いかけをする（患者からの情報よりも情報提供者からの情報の方が価値があることを心にとどめておく．患者の見方は，現在の病気に影響されやすい．詳細は 27 頁に）．

1.2　救急業務における面接

　救急業務で行われる実際の評価は，病棟でなされるような十分な評価は難しく，現在の問題に焦点が当てられる．

紹介などによる患者の背景情報

　背景情報を得ることによって，より大きな安全性がもたらされ評価が効率的で有効なものとなるが，一方で臨床医にバイアスも与えてしまう．大部分の状況では，情報は限られており手紙の形式である．背景情報は精神科救急という分野では特に重要となる．

　病院というセッティングが，研修医が取り組む最も一般的な救急患者の精神医学的診察の場となる．多くの場合，電話で患者の受診が伝えられる．各々の連絡に対し，それが情報の得られる唯一の情報源であるかも知れないことを忘れず，次のような項目のもとに，明確に記録する．
・紹介者の氏名，患者の関係者の氏名
・紹介者に再度接触する方法
・患者の氏名と住所（郵便番号を含む），紹介者の懸念を含む全般的な内容の詳細

紹介を受け入れる前段階で，患者の受け入れが難しそうな場合は，この点を紹介者に説明し，より適切と思われる施設（電話番号などの詳細を含む）への受診の手はずを整え，折り返し電話することを紹介者に伝える．

また，紹介者に対し，患者への懸念と患者をどのように援助できそうか，なぜ患者を自分達の病院へ移送することを望んでいるのかを尋ねる．もし紹介が異常行動の結果であるときは，誰が何を見たのか詳しい説明を記録する．

このことは警察官によって連行された患者では特に重要となる．ここで得られる情報が患者についての唯一の客観的で協力的な情報かもしれないし，聴取し記録できる唯一の機会となるかもしれないからである．

紹介者が保健・医療の専門家である場合は，出来る限り多くの情報を得ておくこと．これらは次のような領域に分けられる．
・身体的な問題（過去および現在，治療薬を含む）
・精神的な問題（過去および現在の評価，治療薬を含む）
・自傷・他害の危険性（過去および現在）

いつ，どこで患者に会うか，紹介者と打ち合わせておく．

面接室の準備

情報を引き出し記録する実用面を考慮する．静かで，十分明るく，プライバシーが保たれる個室で，筆記台を備えること．普通，面接者と患者の椅子の配置は机の一角をはさんで 45～90 度くらいの角度で置くのが最適である．いかなる患者と会う場合も，安全性の問題は常に考慮されねばならず，次のような点が含まれる（144-146 頁参照）．
・面接者が患者をさえぎるような位置に患者を座らせない．患者・面接者の双方が立ち去りやすいように家具を配置する．
・例えばペーパー・ナイフや大きい文鎮など，凶器となりうるものはすべて患者の視界から除いておく．不安定な状況では，凶器となりうるものが視野に入ることで，患

者の代償不全が暴力へと触発されうる．
- 非常用ボタンが面接室に設置されている場合は，それがどこにあり，どのように作動するか，そして就業時間後であっても応援が得られるかどうかを確認しておく．非常用ボタンがない場合は，どのように助けを求めるかを確認しておく．
- 離れた場所にある部屋の使用は避ける．
- 看護師に，今自分が何をしているのか，また面接にどのくらいの時間を要するのかを知らせておく．
- もし通常より危険の度合いが高いと判断した場合は，それに対応できる十分な数の看護師を，近くに配置しておく．また，面接の前に，面接者の懸念と不測の事態への対処について，看護師とあらかじめ協議しておく．

救急業務におけるアセスメント

　救急業務では，必要不可欠な問題に焦点を絞り，患者が現在抱えている問題の本質を理解するのに必要な，最小限の病歴と検査のみを取り扱う．すなわち，現在の症状についての病歴，焦点を絞った精神状態の検査，そして最近服用した薬物（あるいは，未服用の薬物）その他の治療を詳しく調査することが必須となる．精神医学的既往歴は手短かに聴取し，患者の同伴者からの情報収集に努めるようにする．

　自傷他害の恐れのある患者については，安心できる別のケアが用意できない限り，患者を入院させることになる．精神病患者の再入院については，英国では担当のソーシャル・ワーカーの援助が可能な場合や，薬の内服が再開できる地域ホステルに短期滞在が許可される場合は，不必要となることもある．

1.3　外来患者の面接

マネジメント・プランを作成する

　アセスメントの段階に入る前に，他の情報源からの補完

的な情報が必要となることもある．家族から聴取可能な場合は，患者に了承を得ること（英国では16歳未満の患者の両親は医師に会う法的権利をもつが，16歳以上の患者はこれに異議を唱えることができる）．患者に治療計画を話す際に，面接室に家族を同席させるかどうかを判断する．他の条件が同じだとしたら，家族同席面接は通常好ましいことである．なぜなら，医師の提案に対する家族の態度が治療へのコンプライアンスを決める重要な要因となりうるし，患者は医師の言ったことを全て覚えていないこともあるからである．

医師からの援助に対して，患者がどのような期待を持っているかを尋ねる．患者の期待が妥当なものであれば，最善と考えられる方針を詳しく説明し，それでよいかどうか確かめる．

患者の期待することが医師のそれと大きく食い違う場合は，なぜ医師の選んだ方針のほうがよいのか，その理由を説明する．家族が同席していると，この点で大変役立つ．助言は少しずつ，患者に納得してもらいながら行うようにする．

患者に**検査**が必要な場合は，その理由や検査の種類，手順について説明する．また患者を知り合いの医師に紹介する際は，医師の名前と紹介理由を告げる．

投薬を行う場合は，「あなたのような問題に私が通常使用する薬は，○○（薬品名）です．この薬の名前をこれまでに聞いたことがありますか．（もしあれば）処方されたことがありますか．助けになりましたか」と尋ねる．そして次のことを患者に話す．
・薬の主要な効果
・副作用
・服用期間
・習慣性が起きるか否か

また，今後の**治療面接**の方針を提案する場合は，次のことを話す．
・面接は何回か，各々の面接時間の長さはどれくらいか

- 面接の目的は何か
- 面接で医師が患者と話し合いたいこと

患者にこのような計画を納得してもらうようにする．さもなくば時間を浪費することになりかねない．

1.4 高齢患者のアセスメント

基本的には若い成人と同様であるが，配慮を要する重要な相違点がいくつかある．高齢者では**知的障害**，視聴覚障害などを含む**身体障害**，**意識混濁**により，しばしば評価が複雑となる．そのため，評価を数回のセッションに分けて行うことが必要なこともある．また近親者や介護者から補足的な病歴を聴取することが必須となる．英国では，最近，最初の評価は患者の自宅で行われることが多い．

老年精神医学では次の主要な4つの疾患に関連するものがよく見られる：痴呆，せん妄，うつ病，妄想性障害（統合失調症を含む）．もっとも，神経症，パーソナリティ障害，物質依存も老年期におこりうるが，話をわかりやすくするため，上記の4つの疾患に限定して以下の記述を進める．

現在の愁訴についての病歴

痴呆やせん妄患者では時に病識を欠如することに留意する．また記憶機能に関する以下のような直接的な質問が役立つことがある．

- 記憶するのが難しいことがありますか．
- 以前より物を置いた場所をよく忘れますか．
- 同年齢の高齢者よりもの忘れが多いと思いますか．

失語，失行，失認などの認知障害についても尋ねるようにする（104, 108頁参照）．

高齢者は「抑うつ」や「意欲の低下」などを認めようとしないこともあるため，抑うつ症状に関する注意深い質問（例えば，自殺念慮，日内変動，自己評価の低下，絶望感，罪責感，不眠，食欲不振，体重減少など）が診断の助けと

なる．

妄想その他の精神病像については，直接以下のような質問により聞き出すことも必要となる．

- 隣人とうまくいっていますか，あるいは近所付き合いで何か難しいことがありましたか．
- 他人にみえないものが見えたり，聴こえないはずのことが聴こえたりしたことはありますか．人があなたを探ったり，たくらんだりすることはありませんか．
- 人に物を盗られることはありませんか．

多くの痴呆患者は，認知障害そのものよりもむしろ，痴呆に関連した精神病症状，感情症状，行動障害のために，精神医学的サービスを訪れる．これらの問題は情報提供者から聞き出すのが最善である．

痴呆によくみられる精神病症状としては：
- 物盗られ妄想，被害妄想
- 幻聴，幻視
- 誤認症候群

よくみられる行動上の問題としては：
- 徘徊
- 攻撃性
- 尿失禁
- クリューバー・ビューシー症候群 Kluver-Buucy syndrome の一部（すなわち過食，ハイパー・オーラリティ hyperorality[1]，性的脱抑制，誤認，激怒，無気力，ハイパー・メタモルフォーシス hypermetamorphosis[2]）．

症状が突然始まったのか徐々に始まったのかを尋ねる．また症状が発展した順序も，例えば「真の」痴呆と認知障害を伴ううつ病を鑑別したり，異なるタイプの痴呆を鑑別する上で重要となる．

---

[1] 訳者注：手当たり次第なんでも口に入れてなめたり，噛んだりしてみること．

[2] 訳者注：視覚的な刺激に強く反応すること（精神医学，大月三郎著，文光堂 1994 から引用）．

認知機能の評価

　認知機能の評価を行う際のコツを心得て進めれば、高齢者の多くは嫌がることはない。まずもの忘れや集中力に関して問題を経験したことがあるかどうかを質問することから始める。もしあれば、そのことで困ったり、どんなことを忘れるのかを尋ねる。これらの質問の後であれば、認知機能の評価は患者にとって意味のあるものとなる。スクリーニングテストを行う前に、「記憶や集中力についての質問をいくつかします。このなかには簡単すぎるものもあれば、大変難しい質問もありますが、どなたにも同じ質問をしています」などと説明するのが一般的である。

　患者に認知機能のテストを行う場合、Abbreviated Mental Test*あるいはミニ・メンタルステート検査（MMSE）などの簡易なスクリーニングテストが用いられる（付表2）。痴呆のある患者の場合、MMSEは患者のおおまかな障害の重症度を推測するのに有用である。これらのスクリーニングテストで高得点であれば、明らかな認知障害は否定的であるというエビデンスになる。また将来同様の評価を行う際に以前の認知機能の評価があれば助けになる（同様に以前の評価がわかっていれば現在の認知機能と関連して評価できるので、以前の評価をできる限り入手するようにする）。これらのスクリーニングテストの結果を個々の患者の教育歴、読み書きの能力、感覚障害などを考慮して評価することが大変重要である。たとえば高学歴の患者の場合、臨床的に明らかな痴呆を有していても、MMSEでは依然高得点であることがある。また、異なる文化圏の患者に対するこれらのスクリーニングテストの妥当性は低いので、得点の解釈には注意が必要である。

　MMSEなどの認知機能のスクリーニングテストでは、

---

*訳者注：認知機能障害のスクリーニングテストのひとつ。詳細は以下の文献を参照されたい。Evaluation of a mental test score for assessment of mental impairment in the elderly. Hodkinson M, Age and Aging (1972), 1, 233-238

個々の領域の認知機能障害に関する情報は比較的少ない．たとえば記憶障害については3つの物品の想起だけでは十分に評価できない．またMMSEでは前頭葉機能の評価も不十分である．認知障害が疑われる場合は，第5章に示す順序立った評価を行う．

家族歴

とくに，第1親等の親族について尋ねる．
- 痴呆症，パーキンソン病，精神疾患
- 心臓病，脳卒中，高血圧
- 白血病を含むガン
- ダウン症候群

生活歴

患者を今も悩ませ苦痛を与えている戦争中の，またはそれ以外に生じた外傷体験について尋ねる．

性的活動に関しては，率直かつ直接的に尋ねる．老化によって単純に，性的活動が終わるとは限らない．

次のようなライフ・イベントに対する反応を尋ねる．
- 退職
- 近親者との死別
- 患者または近親者の重篤な病気

老人の虐待問題がますます認識されてきている．次のような中立的な一連の質問によって，この難しい領域の問題が明らかにされることがある．
- 最近誰かに怒鳴られたり侮辱されたりしたことはありませんか．
- 最近誰かに叩かれたり手荒く扱われたことはありませんか．
- 最近誰かに自分が必要としている援助を止められたことはありませんか．

社会生活歴

これは第2章（40-43頁）に概説する一般的なシェーマ

でもとりあげるが，老年期においては住居や財力以外に，以下のような重要な領域が含まれる：

- **社会的ネットワーク**－家族・友人やクラブからどのような支援を受けているか，どこのデイケア・センターにどのぐらいの頻度で参加しているのか．
- **在宅ケア支援**－患者は食事の宅配，在宅介護，地域看護などの支援を受けているか，利用頻度はどのくらいで，役に立っているか．

最後に，患者の日常生活活動（ADL）の遂行能力について評価する．これには以下のような情報が含まれる．

- **移動能力**－歩行の補助用具の使用，介助なしで階段を昇れるか．
- **衛生面**－洗顔，入浴，排泄，トイレ使用，着衣（例えば，「介助なしに入浴できますか．排尿に困ることはありませんか．介助なしに着替えができますか」）．
- **家事**－料理，洗濯，家事，金銭の支払い．

情報提供者からの病歴聴取

すべての精神医学的面接において，できる限り患者以外の情報提供者からも並行して病歴を得るようにする．高齢患者の場合も患者以外の情報源から以下の項目についてできるだけ正確に情報を得ておく．

- 認知機能低下についての病歴，もし認知機能低下が疑われれば，それらの発症と経過
- 性格変化（前頭葉障害を示唆する）
- 認知機能低下に関連した問題行動（現在の愁訴に関する病歴を参照）
- ADL と現在受けている支援のレベル（社会生活歴参照）
- 作話がある場合，精神状態検査の一部としての長期記憶の障害は情報提供者の協力なしでは施行不可能である．

情報提供者からの病歴では，介護者の負担の度合いを調べることが特に重要である．これは高齢者に対する虐待の重要なリスク・ファクターであり，今後の治療の選択や予

第1章 成人の精神医学的面接

後に影響する.

1.5 学習障害 (learning disability)*をもつ患者のアセスメント

学習障害が軽度な患者は,通常自分自身の病歴を述べることができるが,中等度ないし重度の障害では,情報提供者からの補足的な病歴聴取が必要となる.

学習障害は,それ自体は急を要する対象ではなく,永続的な状態であることを銘記しておく.学習障害者は,状況の変化から自分の身を守れない.

最近生じたどのような変化についても,とくに行動変化については,その性質と期間に関する情報を常に得るようにする.**鍵となる情報提供者**から情報を得る機会は二度と訪れないかもしれない.

本当に救急と言える場面では,通常身体面あるいは精神面になにか**随伴する状態**が生じている.

・急性の行動障害の原因として**疼痛**を常に考慮すること.疼痛は生命を脅かすような状態から生じている可能性もある.
・最近のてんかん発作やその他のてんかん性の現象を尋ねる.

学習障害の診断が確定していない時は,情報提供者に以下の質問をする:
・小児期の発達が遅れていたか.
・特殊学級へ通っていたか.
・読み書きを学習できたか.

---

*訳者注;学習過程における,さまざまな困難を意味する非特異的な用語であり,脳傷害あるいは有害な環境よりもむしろ発達上の遅れによるものが多い.言語障害(発達上の数学障害,集中困難,視空間欠損,運動の不器用)および社会・情緒的学習障害も含まれる (Campbell's Psychiatric Dictionary eighth edition Campbell, RJ. Oxford University Press, 2004 から引用)

- どのような職に就いたことがあるか．
- なにか技能の低下を来しているか．
- 家族の中に学習障害や発達障害を有する者がいるか．

1.6 面接の終了

　患者に対して医師がこれから行うことについて−例えば，担当の家庭医に紹介状を書く，同僚スタッフと検討を行うなど−，そして患者が次にいつ病院から連絡を受けるのか，また入院患者の場合は次の面接はいつになるのかを話す．入院患者とは次回いつ会えるか正確にわからないこともあるが，その時は次のように伝える．たとえば，「私は次の木曜日にはこの病院にいますので，午後に30分あなたと会うようにします」と．外来患者の場合は，ID番号を記した予約票を患者にわたす．次の面接までに医師が患者に何かしてほしいことがある場合は，その内容が患者や家族にきちんと理解されたかどうかを確認する．

第2章
成人の詳細なアセスメント

2.1 人生早期の体験の評価　*22*
2.2 性的虐待の記憶　*24*
2.3 性障害と夫婦関係の問題　*28*
2.4 パーソナリティの評価　*30*
2.5 家族関係の評価　*33*
2.6 社会的状況の評価　*40*
2.7 精神医学における異文化間評価　*43*

2.1 人生早期の体験の評価

　もし適当な情報提供者がいない場合は，正常な健忘期間である出生後数年間の出来事は，後に誰かから語って聞かされたこと以外には，患者は何も話すことができないであろう．しかし，もし患者が小児期のほとんどをすっかり忘れているとしたら，それはあまりに苦痛を伴うために積極的に消去された出来事があるにちがいないと疑われる．そのような人の初期の発達，対処行動，パーソナリティ，対人関係パターン，脆弱性などに影響すると思われる出来事を次に示す．

1. 母親の産褥関連の疾患．これにより実際に母親が子どもと別居したり，十分に子どもの世話ができなくなる．
2. 続けざまに同胞が生まれること．母親はこれから生まれてくる同胞に対する幼児の敵意を受容する能力をもっているが，妊娠によって母親のそうした能力が損なわれることがある．この場合子どものライバル意識や嫉妬心を母親が抑圧してしまい，母親はそ

れを誤って嫉妬心の欠如と医師に報告する．
3．双子は，母親，双子，家族全員にとってストレスになる．両親にとって双子間のライバル意識や発育の違いに対処するのが大変で手に余るようだと，それに関連した記憶が消去されてしまうことがある．双子を養育するのにそんなに苦労しなかった，と言われるとしたら，それは異常なことである．
4．親の死，および残された人の悲嘆反応は永続的な影響を残すことがある．悲嘆を援助したのは誰であったか．
5．両親の慢性疾患，とくに精神疾患．それは家族の秘密だったのか．家族は家族以外からどんな援助を受けたのか．同胞のうちの誰が「親代り」になったのか．
6．両親の争いや別居は必然的に子どもの親への信頼心を混乱させる．暴力的なパートナーから別れられない母親は子どもたちを混乱に陥れる．子どもたちは母親を守ろうとするがかなわず，母親がどうして自分自身を守るために離別しないのか，理解できない．
7．一人親：貧困，心理的援助の欠如，性的パートナーを頻回に変えること，パートナーによる子どもへの虐待の危険の増大．
8．住まいを頻回に変えることは，友達関係や学校教育を中断させる．
9．学校で弱い子をいじめることは，自尊心の乏しさ，社会生活技能の不足，および早期の愛着パターンの不安定さを示唆する．
10．たびかさなる入院は，親との分離，痛みを伴う手術によるストレス，学校教育や友達関係の途絶，過剰に不安がる親あるいは関わろうとしない親などの問題を招く．
11．主な養育環境上の問題：世話があったりなかったり，里子，孤児院，小児期の性的・身体的虐待，放

置 (neglect),情緒遮断 (deprivation).

2.2 性的虐待の記憶

幼小児期に性的虐待を受けると,その後小児期から成人早期にかけての抑うつ・不安,故意の自傷 (deliberate self-harm, DSH),思春期から成人早期にかけての摂食障害などの発症が高率であることが,慎重に実施された事例・対照研究であきらかにされている.子どもへの性的虐待は通常身体への虐待を伴い十分な保護が得られていない状況で生じているので,虐待の種類によってそれぞれ特有な悪影響があるか否か明らかでない.しかし一方で,生々しい性的虐待を述べる患者全てが,実際に虐待を受けたとは限らない.誤った記憶は,無理にそのような記憶を回復させようとする見当違いの'治療'の結果生じることがある.状況を複雑にしているのは,実際に虐待を受けた人々の一部が,虐待を受けた記憶を抑圧してきたことであり,また他方でセラピストを自称する人々が虐待の記憶を回復させること自体を目的とした治療を行うようになったことである.

記憶の欠落:虐待の記憶の健忘

性的虐待をうけた子どもは平均17年後,成人してから子どもの頃の虐待に起因する訴えで医療機関を受診する.患者の3分の1以上 (38%) は虐待の記憶がないようであった.患者が幼いころに虐待が始まり,患者の知った人によって虐待が行われた場合に,記憶の欠落がしばしば生じていた.

誤った記憶の回復

'記憶の回復'は,普通記憶回復術を用いた治療の過程で生じる.記憶回復術には催眠術(とくに催眠退行),イメージ指導 (guided imagery),瞑想指導 (guided meditaiton)[1]およびいわゆる'記憶蘇生薬 (truth drugs)'[2]

の使用を含む。治療の始まりの時点では患者は健忘状態にあるため、生活歴を語るとき子どもの頃の虐待を思い出しておらず、健忘状態の中から記憶が生じてくるが、子どもはそれが虐待であったとは認識していないと、これらの技法を実践しているセラピストは述べている。

誤った確信と不正確な記憶

不正確な記憶が生じることに関しては多くの証拠がある。つまり、ある出来事が起こったことは事実だが、その細部は誤って再生されるというものである。これは記憶が再生されるときに生じるが、これはこころの処理過程によるものであり、このうち一部は無意識のうちに生じる。記憶に確信があるといっても、そうした自信と記憶の正確さとの関係は不確かなものである。

正常な記憶

多かれ少なかれ、記憶は全てあてにならないものである。昔のことを思い出すときに、心の中での記憶はビデオテープのように保管されているわけではない。それどころか、記憶再生へのきっかけが与えられると、それが意識にのぼる直前の段階でさえ加工される。記憶再生の過程では、一般的な知識や別の記憶からの材料の組み入れも生じる。その後、これらの情報は、それぞれ記憶として貯蔵される。再びこの記憶を思い出すときには、もとの記憶が再生されるかもしれないし、前回加工された記憶が再生されるかもしれない。出来事の細部全てが記憶として貯蔵されるわけではない。出来事が再生されるときには、それが知

---

[1]訳者注:小児期に受けた性的虐待の記憶を回復させるための技法。我が国ではまだ定訳がないため原文のまま表記した。詳細は次の文献を参照されたい。Recovered memories of childhood sexual abuse. Poole R & Higgo R, British Journal of Psychiatry (1998), 172. 293-307

[2]訳者注:アミタールなどのバルビツレート系薬物を指す。前出の文献を参照のこと。

的に理解できるように精巧に作り上げられる必要があるかもしれない．記憶が意識にのぼってくるときには，再生されたものと再構成されたものが入り交じる．再構成された記憶には，別々の出来事が一つに合成されたり，細部が埋められたり，他からの情報が持ち込まれたりする．1歳の誕生日以前の出来事は正確に再生されるものはなにもない．2歳以前もほとんどない．また4歳以前の記憶が不十分なことは異常なことではない．

記憶の再構成に影響する因子は以下の通りである．
・出来事のもつ個人的な重要性
・激しい感情と結びついた内容
・起った出来事と再生までに経過した時間
・出来事が起った年齢
・出来事を覚えている理由と再生時の状況

精神科臨床と性的虐待の記憶

性的虐待の可能性のある精神医学的病歴を正確にとることにはかなりの困難さを伴う．精神科へ頻回に入院すると，そのたびに何度も詳しく病歴を話すことになる．記憶に関するこれまでの知見からすると，もし想像上の出来事として何度も心のなかで思い返していると，その人はその出来事が本当に起こったと信じてしまうことがある．記憶はますます詳しくなり，その人にとって生々しいものとなる．示唆や誘導的な質問によって出来事の細部は変わりうる．精神医学的病歴をとる際は，記憶の情報源についての質問や信頼性についての質問はいっさい行わず，患者の説明を記録するのが一般的である．米国精神医学会（APA）は，この点について次のように述べている．

> 精神科医は性的虐待の記憶に対して審判を下すのではなく，共感的で中立的な立場を保つべきである．全ての患者の治療において，患者の問題の原因あるいは患者の報告の正確さについて先入観を持たないよう気をつける．性的虐待，その他の要素が患者の問題の原

因なのか，そうではないのか，いずれにしても精神科医が性的虐待に対して一つの信念を持つことは，適切な評価と治療を妨げることになる．性的虐待の経験を持つ多くの人は，両親あるいは彼らが信頼している人にそれを信じてもらえないという経験を抱いている．信頼している人に性的虐待を信じてもらえないことは患者をさらに苦しめ，精神科治療を求める意欲を低下させてしまいがちである．治療者は患者に対して，起こっていないかもしれない出来事を信じるよう圧力をかけるべきではない．また推測をもとに重要な人間関係を中断させたり，他の重要な決定を下すことに圧力をかけるべきでもない．

記憶の信頼性を評価する有力な基準のひとつは，出来事が生じた場所と時間の正確さである．しかし，先に述べた共感的で，あえて審判を下さないアプローチでは，この種の事実をはっきりさせるのは難しいことかもしれない．以上のように患者からの病歴は信頼性に欠けるところがあり，治療の過程で誤った記憶を患者に思い出させるのに加担してしまうこともありうる．

精神状態と記憶の不正確さ

異常な精神状態は記憶の再構成に誤りを起しがちである．これは精神病状態において明白であるが，また極端に感情的な状態でも起りうる．こうした精神状態では，記憶の処理過程や価値判断，あるいは全体的な情報処理に誤りや偏りが生じる．

情報提供者

記憶が信頼性に欠けるという事実は精神医学では十分認識されており，これが病歴を確認するために情報提供者にしばしば協力をお願いする理由である．これは良き精神科臨床の慣例と考えられる．病歴は患者と1人以上の情報提供者からの情報をもとに作成されるべきである．情報提供

者の説明は患者の報告する事実を詳細に拡充するだけでなく，患者の説明を補足する．臨床医は病歴聴取や治療が害を与えないようにする重い責任を有する．児童虐待の被害者の回復を援助するという願いは正当なものであるが，臨床医は誤った告発によって生じる損害についてもじっくり考えておかねばならない．治療によって引き出された，長く忘れられていた記憶を確証のないまま真実のものとして受け入れると，罪のない人々の生活をひどく傷つけたり，崩壊させることがある．

こうした理由から，精神科医の多くは，この領域において確証を得ようとする試みにあまり気が進まないと感じている．誰についてどのような質問をすべきかはっきりわからないし，またあえてしようとすると，守秘義務を損ねる可能性もある．

精神医学的病歴において有用とされる確証は，法廷で必要とされる確証とは異なるものである．精神科診療では，自由に答えられる，幅のある質問が用いられる．たとえば，児童に対する性的虐待の既往があれば，両親，その他の家族，学校などにその子どもの発達に関してなにか問題がなかったか，また心配なことがなかったかを問い合わせるのは妥当なことである．

2.3 性障害と夫婦関係の問題

性生活歴

以下のことを質問する．
- 思春期に達した年齢（声変わり，ひげ剃り，初潮）
- 最初の射精が起こった年齢
- 最初の自慰の年齢－それをどのように思ったか－空想や懸念
- 性的な事柄に対する両親の態度
- 性的誘惑あるいは子どもの頃の性的虐待
- ふつうみられない性的嗜好－空想－行動

- 同性愛あるいは異性愛志向（空想，願望，経験）
- Gender dysphoria（性不耐症）*，驚かせるほどのものではないが異性の服を着ることを含む
- 苦痛な，あるいは外傷的なものを含めたこれまでの性的経験および関係
- 現在の性生活（もしあれば），結婚，婚外，通い，同棲
- 現在の自慰の頻度
- 性衝動のレベル－この病気の間に変化があったか
- 避妊をしているか，安全なセックスをしているか，性交渉による感染症の既往はないか
- 性機能不全－性欲，性的気分への導入，オルガスム，パートナーの満足度
- パートナーとの性的関心の不一致
- 閉経，子宮摘出，ホルモン補充療法

結婚あるいは異性との関係に関する病歴

以下のことを質問する．
- 最初の性交渉の年齢
- 以前に婚約，あるいは深い関係のあった回数
- 上記の関係における困難さおよび別れるに至った理由
- 現在の結婚（あるいは同棲）に至った年齢，その理由（たとえば妊娠）
- パートナーの年齢，職業，健康面，性格
- 2人の関係の質－離別あるいは離婚のきざし
- 患者の現在の病気に対するパートナーの反応
- 意志の疎通，意見の相違についての話し合い，信頼して打ち明ける能力，共感
- 支配，服従，隔たり，信頼，貞節，嫉妬
- 過去と現在の問題，言い争い，暴力
- 配偶者の死亡，離別（一時的か永続的か），離婚
- これまでの性的活動の変化（たとえば加齢の影響）

---

*訳者注：“gender dysphoria”に対する適当な邦訳が見あたらないため，本書では「性不耐症」の訳語をあてた．

- 産科的病歴：妊娠，出産，中絶，流産

現在およびこれまでの子どもとの関係：

- 子どもの年齢，性，氏名，現在と過去の健康状態，精神医学的問題あるいは治療
- 子どもに対する態度および将来の妊娠についての考え
- 現在は一緒に住んでいない子どもが近隣にいるか，あるいは連絡をとりあっているか

2.4 パーソナリティの評価

なぜパーソナリティを評価するのか

　病前のパーソナリティは精神疾患の病像に影響を与える．パーソナリティは疾病行動や治療遵守の決定要素の一つである．したがって，病前のパーソナリティについての評価は精神医学的評価の基本的要素の一つである．また，パーソナリティの障害はよく見受けられる障害であり，しかも手間のかかる状態である．疫学調査によるとパーソナリティ障害は，どのようなケアのレベルでも着実に増加している．すなわち，一般住民を対象とした調査では全体の10％，プライマリー・ケアのレベルでは20％，精神科の患者では30〜60％が主診断あるいは副次的診断としてパーソナリティ障害と診断されている．パーソナリティ障害患者は，自殺，事故，精神疾患，薬物乱用のリスクが高く，精神医学的治療に対する反応が良くない．パーソナリティ障害患者は保健サービスを頻回に利用するので，実地臨床でしばしば遭遇する．

パーソナリティの定義

　パーソナリティとは，ある人を他者から区別する永続的な特性，行動を記述するのに用いられる用語である．パーソナリティの傾向は，普通思春期に明白となり，時を経ても安定しており，さまざまな異なった環境におかれても

はっきりわかる．一方，パーソナリティ障害は，個人をとりまく文化からかけ離れ，個人を全体的に彩る持続的な内的体験や行動パターンによって特徴づけられる精神障害である．パーソナリティ障害の中核となる特徴は，その特性や関連する行動が個人（私）的，社会的，職業的な障害に関係していることである．ICD-10で示されているパーソナリティ障害のカテゴリー分類それぞれの特徴を簡潔に以下に記述するが，これらのカテゴリーの特徴が存在するかどうかを見出すことが臨床評価の目的である．

カテゴリー（部類）かディメンジョン（次元）か

医師は異常な状態を記述する場合，カテゴリーを用いることを好む傾向がある．しかし，パーソナリティ障害についてのカテゴリー・モデルには限界がある．パーソナリティ障害のカテゴリーの基準はしばしば重なり合い，どのカテゴリーが該当するか，しないかは臨床医によって意見の分かれることがよくある．パーソナリティは，実際には少なくとも次に示す5つの次元からより正確に概念化されると考えられる：(1) 神経質（neuroticism），(2) 外向性（extroversion），(3) 経験に対する偏見のない心（openness to experience），(4) 協調性（agreeableness），(5) 自己の存在や権利などの内的認識としての意識（consciousness）．それでもパーソナリティ障害についてのカテゴリー・モデルの方が治療方針を決めるのに便利であり，パーソナリティの問題を抱えた人々の障害を生き生きと伝えることができるのも事実である．

パーソナリティ障害という用語は慎重に用いること /

パーソナリティ障害を有する人々は，実地臨床で出会う中で最も対応が困難な人々である．パーソナリティ障害患者の場合，対応するスタッフがすぐに報われることはなく，スタッフの心の中に直接侵入してくることも多い．しかし，患者の不愉快な行動を説明するだけのために，「パーソナリティ障害」という用語を用いることは避ける

ことが重要である．パーソナリティ障害というラベルをはることでスティグマを着せてしまう恐れがある．従って診断を下す前に，パーソナリティ障害である明白な所見を見出さなければならない．

だれから情報を得るべきか

患者自身による陳述だけではパーソナリティの評価は困難であり，実地診療では，精神疾患の存在がパーソナリティの評価を歪めてしまうこともある．そこで，患者自身によるパーソナリティの説明に加えて，情報提供者から裏付けとなる情報を得ることが望ましい．長年にわたって，症状がない時期の患者を知っており，いくつかの異なった状況における患者の状態についても知っている人が情報提供者としてふさわしい．面接では患者のパーソナリティのマイナス面だけでなくプラス面についても尋ねるようにする．というのは，これらの情報は治療戦略を立てるのに役立つからである．

どのように面接を進めるか

この面接が，患者の順調であった時期に関するものであることを情報提供者あるいは患者（自分自身についての情報提供者として）に理解してもらう．面接者は情報提供者に，たとえば5年前であるとか，結婚が破綻する前とかその時期を明確にする．そしてその時期に面接の焦点を絞る．その時期に患者がどのようであったかを情報提供者自身の言葉で説明できるように，彼らに自由に答えられる質問（open-ended question）をすることから始める．こうした質問に対する応答自体が，どのパーソナリティの診断カテゴリーがふさわしいかを示すこともあるだろう．しかし，もし情報提供者の反応が乏しく，情報が少なければ，以下に示す，特殊な質問を行いICD-10診断カテゴリーのどれにあてはまるかを探る．

1．周りの人とうまくやれていますか（妄想性）
2．他人と交わらず1人でいることが多いですか（シゾ

イド)
3. 他人を信用できますか (妄想性, シゾイド)
4. 気性はどんなですか (非社会性)
5. 衝動的ですか (感情不安定性)
6. 演技的であったり, 無責任であったりしますか (演技性, 非社会性)
7. 不安がったり, 人見知りしますか (不安性)
8. どのくらい人に頼りますか (依存性)
9. 周りの人からの批判にどのように反応しますか (不安性, 妄想性)
10. 職場や自宅の生活で平均よりも高い基準を持っていますか (強迫性)

これらの質問は, ICD-10 の各診断カテゴリーを指し示すことになる. 次に, 面接者はそのカテゴリーの他の特徴についての補助的な質問を続けるようにする (ICD-10 参照). 加えて, これらの特徴が通常みられるかどうか (たとえば仕事中だけでなく), そして性格が (たとえば困難あるいは不幸な時期の) 個人的な苦痛や社会的, 職業的生活上のハンディキャップの原因となっていたかどうかを情報提供者に尋ねる. こうした情報から病前の異常なパーソナリティが同定され, パーソナリティ障害が診断される. 患者自身が情報提供者の場合も, 同じ手順が踏まれる. パーソナリティ障害の評価については, 信頼できる標準化された評価手順がいくつかあるので, できればこれらのうちの一つを評価の一部として用いるべきであろう. 英国で通常の実地臨床用に開発された信頼できる評価方法として Standard Assessment of Personality と Personality Assessment Schedule がある.

2.5 家族関係の評価

患者の家族に面接することはさまざまな理由でたいへん重要である. 家族に面接することで, 患者の発作や意識変容状態の詳しい陳述が得られる. さらに, たとえば退院日

が決まると再発する患者の場合などでは，再発に持続的に影響していると思われる家族内力動を明らかにすることにも役立つ．もちろん，家族面接には，患者の同席も含まれる．

一般に患者の同意がえられれば，検査や治療に家族を含めるのは早ければ早いほどよい．家族は通常，専門家に援助を求める前にすでに患者を支援したり，助けようと試みており，面接者は家族の有するこうした精神的・物質的支援に鋭敏であることが大切である．面接者が家族に会うときには，すでに彼らは落胆し途方に暮れた気持ちでいることがある．家族は，患者に対して怒っていたり，またひそかに自分たち自身を，あるいは家族内でお互いに責め合っていることもある．こうした状況では，面接者は彼らの自責の念や失敗したという気持ちをこれ以上助長させないよう配慮することが肝要である．

家族面接をどのように進めるか

面接者はまず自己紹介をし，室内のセッティング（一方向スクリーンやテレビモニターなど）について説明した後，家族が学校や仕事を休んでわざわざ来てくれたことに感謝の意を伝えることから面接を始める．家族は，患者を病前からよく知っている言わばエキスパートなので，患者を助けるために面接者に力を貸してもらいたいという面接の目的を話す．"問題"（the problem）の有様について家族それぞれの見方を聞きたいことを伝え，患者の"問題"を述べるようお願いする．

この初期の段階でも，"問題"についての陳述が家族それぞれで異なっていることにしばしば驚かされる．そこで，"問題"を現在の家族に影響しているものに限定し，これはその"問題"がどのように始まったかということとは違うかもしれないことを家族にわかってもらうようにする．この初期の段階での面接の焦点は，患者によるものとされている"問題"を，家族メンバーの間の関係と個々の家族メンバー間の関係の違いといったシステム論的用語

(systemic term) に「翻訳する」ことである．その際彼らの非言語的なメッセージ（姿勢，視線を合わすこと，さえぎること）や感情状態（無関心，恐怖，悲しみなど）にいつも気を配ることが大切である．

現在の"問題"に関連して，家族メンバーの現在の結びつきについて質問する．この"問題"のために誰が一番混乱しているか，誰が最初に気付いたか，誰が最初に耐えられなくなったか，などの質問を通して家族それぞれの位置付けについての情報を得る．"問題"に対する家族の一連の対応をたどることは，大変有用であり，その家族のお決まりのパターンとなっている（stereotype）行動パターンの詳細を知ることができる．

家族による"問題"解決の試みさえも，それ自体が"問題"の一部になってしまっている．こうしたパターンがどのように発展したのか，あるいは一連の対応のなかでどうして特定の家族メンバーだけが特定の役割を果たすのか．これらの質問をそれぞれの家族に尋ねることにより，そこでなにが起きているかについての意見の違いを明らかにすることができる．また，"問題"に対してなにか別のアプローチが試みられたことがあるか，そしてそれらがどうして放棄されたかを尋ねる．

家族が目下の"問題"に関連してどのように助け合おうと試み，そして失敗したかについて，はっきりした全体像がえられたと面接者が感じたとき，面接は次の段階に進み，"問題"が家族の生活の別の側面にどのように影響しているか質問する．患者が病気か，あるいは入院して家にいなくなった時，家族内の関係はどのように再編されたか．だれが患者の仕事を引き継いだか，だれが一番寂しがったか．"問題"が始まる前と現在の家族内の役割の分担を比較することにより，"問題"が家族にどのような機能を果たしているかについての仮説が浮かび上がってくる．

初回の家族面接の最後に，"問題"を理解し，それを解決するか，あるいは問題と共存する方法を探すために，今

後家族が進んで面接者と協力を続けていけるかどうかを確認する．家族内に，患者に対する強い敵意や大きな混乱，仲違い，その他重大な障壁があるため，患者が家族と離れて暮らすほうがよいことが明らかになることもある．家族それぞれの患者に対する援助や支持の限界が明らかであれば，それが痛みをともなうものであっても通常，患者がそれを受けとめられるほうがずっとよい．たとえば慢性統合失調症の成人女性患者の両親が既に離婚し，両親それぞれが再婚している場合，患者である娘に対して「あなたはどんな事情があっても私といっしょに生活することはできない」と告げなければならなかったとしよう．このような場合に，両親それぞれが娘に「あなたがよくなるまで待ちなさい．そうすれば両親いずれかと暮らせるようになる」などというと，患者のこれまでの不安定さが続いてしまうことになる．

家族面接では，理解しておいたり，記録しておいたり，解釈しなければならない情報が大変多いので，第三者としてのオブザーバーやビデオ記録がたいへん役立つ．電子機器による記録を行う場合は，面接の最初に，記録を最後には破棄するという選択を含めて，家族に電子機器の使用についての説明と同意を行う必要がある．

面接者は以下の項目に沿って観察したことを記録する．

1．現在の家族状況

現在，同一世帯で生活している全ての家族が含まれる．しかしすでに家を出ている子どもや別世帯の親戚であっても重要な人物は含まれることがある．
・欠席した家族を書き留めておく．
・氏名，年齢，身体的特徴，精神状態のリストを作る．

2．"問題"の記録

・家族の使う言葉で記録する．当初の"問題"と現在の"問題"を記録する．"問題"に対する家族特有の「お決まりのパターン（stereotypic pattern）」を導き出せたら，

それを記録する．

3．家族のライフサイクル
 1) 求婚期間，結婚，新婚時代．
 2) 最初の子どもが産まれ，子どもとの歩調をとることで，夫婦の自分自身およびお互いに対する見方が変化する．
 3) 第二子以後の子どもができるたびに，家族の順応が必要となる．
 4) 子どもが青年期（adolescence）に達する．思春期（puberty）の始まりと性への目覚め，独立し家を出ようとする試みなど．
 5) 最後の子どもが家を出ることによる「空の巣」状態．夫婦が中高年に達すると，いっしょに居れる残りの人生と同時にそれぞれの両親の扶養，病気，死に直面する．

家族内の危機は，ライフサイクルの次の段階への移行が必要な時にしばしば生じ，なんらかの理由で，うまく通り抜けることができないことがある．その結果，家族の一人に何らかの症状が出現したり，夫婦間に問題の生じることがある．

4．世代関係図（genogram）あるいは家系図（family tree）
世代関係図は世代間の影響を明らかにする強力な手段になる．死産および早産死についての質問も重要である．祖父母，同胞，子どもが亡くなった時の年齢および日付を記録する．両親の家族など前の世代のライフサイクルにおける危機が現在の家族の問題を明らかにすることがある．もしわかれば，それぞれの職業を記録しておく．

5．家族構造
家族メンバー間に適切なあるいは不適切な境界（boundary）が存在することがある－両親と子どもの間の境界はもちろん夫婦間の境界，夫婦それぞれの育った家族

間の境界など．父親と娘，母親と息子，祖母・母・娘など世代間の同盟関係（trans-generational alliance）があるか．家族の一人（たとえば父親）が孤立していたり，あるいは誰かが（たとえば他の同胞と違うところのある子どもが）スケープゴートにされていないか．こうした判断のもととなる事実は，家族の日常生活について質問することによって引き出される．誰が誰と何をしているのか．食事，就寝，家事日常雑事，レジャーなどが，どのように準備されるのか．家庭での決定はどのようになされるのか－夫婦がお互いに相談するのか．もし相談しないのなら誰が相談相手になり，誰が相手にされないのか．争いはどのように話し合われ解決されるのか．最後にものを言うのは誰か．お金の管理をしているのは誰か．思春期の患者をかかえる家族では，家族内の力関係が時に逆になり，両親は子どものきまぐれに支配されることがある．

6．家族の役割と態度

上記の質問事項への対応として，家族メンバーのうちいったい誰がみんなの同意の上で特定の役割をやらされるのか，また支配（power），権威（authority），性差に関連した活動がどのように割り振られるかも明確にしなければならない．このような役割については，意識化されると意見の違いがはっきりするが，暗黙の同意として家族に共有されていることが多い．役割の配分を受け入れることは，争いを避ける一つの方法かもしれない．性差や出生順位にもとづく役割分担や期待として，文化的・宗教的態度が，しばしば反映される．面接者が不慣れな文化的・宗教的意見についてよく知るためには，こうした相違点の存在と自らの無知を認識し，質問することである．このような質問によって少数民族に属しているということがどのようなものなのか，また優勢な文化が彼らの生活にどのようなインパクトを与えているかといった話をうながすことができる．

7. コミュニケーションと感情状態

家族関係のこうした側面は，面接者の質問に家族が答える際，家族をよく観察することによって，一番理解される．補足的な質問によって，家族メンバーそれぞれがどんな経験をしたか，お互い同士どう思っているかを明らかにすることができる．たとえば，面接者が娘に質問したとき，母親が娘に代わって答えるようであれば，娘に「あなたのお母さんはいつもあなたの考えていることを知っているのですか」と質問することができる．あるいは父親や別の家族メンバーに「娘さんはどのようにして，母親に代弁させるようにするのですか」と質問したり，同胞に「あなたのお母さんはお姉さんに代わっていつも話すのですか，あなたのお姉さんは自分で話すことがありますか」と質問することができる．

他のよくあるパターンとしては－家族のうちの一人がいつも別の人に発言を邪魔される，家族の一人がいつも静かで，無視されたり，仲間に加わっていなかったり，あるいは感情的になっている，家族みんなが一度に話したり，だれも言い終わらなかったり，人の話に耳を傾けようとしない，家族の一人がいつも人の言いなりになる－などである．

はっきりとした脱落(omission)や回避(evasion)があるかもしれない．コミュニケーションは明瞭で直接的か，それとも矛盾があり不明瞭か．

感情的な雰囲気は自由か，あるいは身動きが取れないような感じか，冷たくよそよそしいものか，あるいは過度に巻き込まれたものか．優越と服従，恩着せがましさとつつましさ，残酷さと屈辱などが夫婦間あるいは下位構造としての家族メンバー間に組み込まれている．

8. 仮説

これは，家族メンバーのそれぞれが，現状で利得を得ていると同時に苦しんでいると推測される問題に対して，何がその問題を長びかせ，何が解決を妨げているのかについ

てシステム論的用語を用いて問題を描出しようとする試みである．

2.6 社会的状況の評価

社会的状況は5つの主な項目から成り立っており，それぞれの項目毎に4つのカテゴリー（後述，42頁）についての情報および評価を記載する．実際には，これらの情報はコラム形式によるか，あるいは逐次的に記載される．重要な問題がなければ，4つ全てのカテゴリーを記載する必要はない．きわめて短い必要な事項だけの報告で十分な症例もあれば，多くの詳細な情報を必要とするものもあるので，記録の形式はこの点を考慮に入れなければならない．社会的状況とは，患者が診察される場所ではなく，患者がいつも暮らしている場所でのセッティングをいう（たとえそれが通りに面した玄関先の通路であったとしても）．長期入院患者の場合は，通常の環境は病棟である．なお5つの主な項目とは，住居，経済，家庭での活動，家庭外での活動，援助者である．

住居

この項目では患者の自宅の物理的条件と平素，最も身近な社会環境を提供している人々について記載される．その目的は，患者の自宅でえられる物理的資源の種類と質を評価し，住居を共にしている人の名前を挙げることである．次の項目が含まれる．
・住居のタイプ
・設備，個人の空間
・住居の質
・同居している人
・アクセスの良さ
・安全性
・住居のある地区の特性

経済状況

患者の収入,財産,負債および金銭を扱う能力を評価するために,この項目では,患者の経済状況と福祉利用についての記述が必要である.次の項目が含まれる.
- 収入源(社会福祉給付金を含む)
- 資産
- 支出(賭博などでの特別な債務を含む)
- 借金(使用料未払の罰則としてサービスを取り消されたり,立ち退きを迫られることを含む)
- 予算を立てる能力

家庭での活動

ここでの焦点は,自宅での毎日の出来事,活動および自宅を訪れる人から与えられる私的な,あるいは専門的な援助である.具体的には次の項目が含まれる.
- 普段の1日の過ごし方(目覚め,起床,日課)
- 日常生活の技能(衛生,洗濯,調理,そうじ)
- レクリエーション活動
- 訪問者
- 身近な近隣者との関係

家庭外の活動

患者の近隣,およびさらに広い範囲のコミュニティとの関わりについて尋ねる.以下の項目を含む.
- 職業
- 社会的な対人接触(家族,友人,他人)
- 買い物
- 旅行
- 一般人を対象とした施設の利用(たとえば居酒屋,映画館)
- その他の戸外のレジャー活動
- 宗教儀式への参加
- 休日の過ごし方

援助者

ここでは，患者の福利の維持・向上に責任を負うことを自ら認めてくれる人々をリストアップする．この中には家族，友人，その他の知人から，専門機関の担当者まで含まれる．以下の項目を含む．

インフォーマルな援助者
・患者を援助している家族や友人
・近隣・地域社会の人々との関係
・第3者によって報告されたり，評価者によって観察された生活場面での援助者の患者への態度

フォーマルな援助者
・国民保健サービス（National Health Service，NHS）の職員（家庭医，精神科サービスなど．彼らと患者の関係）
・他の公的機関の職員（社会保障など）
・ボランティア組織の人（宗教団体などを含む）

上記の項目それぞれが4つの縦のコラムを用いて記録される．4つのコラムは，事実，問題，サービス，長所からなる．

1. **事実**－患者や評価者を含む第三者から報告された，客観的な情報に関する状況を記録する．
2. **問題点**－患者から報告される主観的な問題と，第三者により観察される客観的な問題の二つからなる．これらを分けて報告することもある．
3. **援助**－評価時すでに問題を緩和するために供給されている援助について報告する．援助の不足，過剰が報告されることがあるが，マネジメントについての提案を記載する項目ではない．
4. **長所**－患者の社会参加の機会，社会的な機能など肯

定的な特徴について報告する．患者の持つ肯定的な能力，人間関係，潜在能力に注目することによって，多くの精神科的評価にみられる否定的な傾向を相殺することができる．

社会的状況の評価は病歴の後，精神状態検査の前に記録として挿入すべきである．この位置に社会的状況を置くことで，病前性格，社会生活歴，現在の生活状況などの病歴に記載されている情報を補強することができる．

2.7 精神医学における異文化間評価

精神医学における異文化間評価のための研修では，認知，知識，技能の三つの要素が，一連の課題である．精神保健の専門職として，異なる文化圏に属する患者と対応する際，研修医自身の行動や態度の土台となっている見方を自分自身で吟味する大切さを認識することが，研修の目的である．治療者とは異なる民族的・人種的背景と文化を持つ人々に対する認知とステレオタイプな考え方に影響を与える事柄に焦点をあてることがこの節の主要な目標である．医師－患者間の相互作用は，医師のトレーニング，過去の体験，社会階層，民族性に影響されると同時に，患者の過去の体験，教育および社会背景，民族性にも影響される．性，社会・経済状態あるいは教育歴，ライフ・スタイル，仕事，専門家としての役割などの要素が，ときにはその患者の民族的および人種的同一性を目立たなくさせることもある．変化しない文化はない．患者と医師いずれの文化の'突出した部分'もまた変化することは，強調しておくに値する．

文化的なものを過大に評価しすぎると，治療者は患者を型にはめた見方をしてしまい，一方これらを過小評価すると，面接で突き当たるダイナミックな一連の影響に鈍感になるという過ちを犯しやすい．精神保健サービスは，少数民族の人々から次のような理由で蔑視されることが多い．つまり，精神保健施設が援助組織に取って代わるものとみ

なされたり、西洋文化優位の価値観や暗黙の人種差別を反映し、少数民族の文化的価値や基準を無視するフォーミュレィションに依拠しているとみなされたり、少数民族を西洋文化に順応させようとする人々の手助けをしているとみなされることがある．

文化的側面における精神医学的評価の限界

標準化された評価面接を機械的にあてはめることで，精神科サービスを受ける全ての人々の表現が概念化され，それらの人々の悩みが全て理解されるだろうという考えは，精神医学的評価の限界と結び付いている．精神医学的評価の期間，内容をどうするか，また焦点をどこに当てるかは，その目的が診断，マネジメント，リハビリテーションあるいは精神療法のいずれにあるかにより大きく異なってくる．異文化間評価で最も陥りやすい過ちのひとつは，精神科医が診断にたどり着いたと考えたとたんに，それ以上の詳しいつっこんだ質問をしなくなることである．

評価面接を，患者の悩みを理解する手始めとして，また協力的な治療関係を築くための基礎として用いるとよい．面接時間を短くしようとするのは，時間制限や西洋式の精神医学トレーニング，救急場面での必要性などのためであり，またことばの問題があるため相互理解がうまくいかないだろうと考えることにもよる．しかし，これでは十分な評価を行う時間がない上に患者の悩みの表現法もよく知らないままになってしまう．また，人種とは関係なく，その患者に合った包括的なマネジメント・プランを計画するために，長期間の評価を必要とする患者もいる．

患者と治療者がそれぞれ異なる文化的背景を有し，唯一の共通点が病院の文化である場合，精神医学的評価固有の不十分な側面が増幅される．

適切な評価には，いくつかの因子に対する特別な注意が必要である（表2.1）．

2.7 精神医学における異文化間評価

表 2.1 異文化間の精神医学的評価を適切に行うためのポイント

- 精神科へコンサルテーションされたコンテクスト（経緯）を明らかにする：救急その他の理由，たとえばケアを受けるための経路として．
- 患者，家族が精神科コンサルテーションに何を期待しているか．
- 患者の属している文化のパターン，タブー，物理的距離 (physical distance, 人と人との適切とされる距離)，宗教上，その他の通過儀礼．
- 治療者・患者双方に以下の点で誤って理解している可能性がある．人種差別，ステレオタイプな慣習，直接的な質問の仕方，身体に接触すること，両者の物理的距離，アイ・コンタクトなど．
- 言語の通訳と同様に文化的な解釈を．
- 評価前にできるだけ多くの情報を得ておく．
- 障害の原因，予後，治療についての患者および家族からの説明
- 評価を終える前に，未知の情報がありうることを含めて厳しく判断する．
- 患者の文化や精神疾患の知識に精通している人に参加してもらい，文化的な脈絡を踏まえて評価する．

コミュニケーションと文化間の距離

ここに示す方針は，異なる文化ごとにどのように対処したらよいかという秘訣ではなく，安全で感度のよい臨床を確実に行うための一般的なガイドラインである．前もって患者の文化について理解していれば，また患者の文化に必須のタブー，通過儀礼，宗教的価値などの特徴を理解していれば，明らかに有利である．面接を始める前に患者の用いる言語を確認しておかなければならない．もしそれが英語でないときは，患者の用いる苦しみの表現や"感情的な"ことばなど非言語的なコミュニケーションについて助言者となれる適切な通訳者をみつけておく．そして，最初の段階として構造化されていない10分間の「感情的なオ

リエンテーション」を設定し，そのオリエンテーションを通して，患者の苦しみの表現や感情的なことばを確認するようにする．これは評価を進めていく方向性についても手がかりを与えてくれる（表 2.2 を参照）．

必要な病歴情報

不利なライフ・イベント

特定のライフ・イベントが，不利であれその逆であれ，面接者と同様の重要性が患者にもあるとか，過去の文献に記載されているといった程度の重要性しかない，などといった憶測をしてはいけない．柔軟性のある面接が，患者の経験した衝撃を正確に引き出す．また，入院あるいは子どもと別れることが文化的に受け入れ難い意味をもつことがあり，面接者の想像以上に外傷体験となることがある．

世界観（world view）

これは精神科面接に対する患者の視点，および面接に至った感情的な悩みについての患者の見解である．人はそれぞれのレンズを通してものごとを様々に見るものである．このようなものの見方は，集団や個人のアイデンティティ，患者のもつ信念，価値観，悩みについての認知，現在患者が受けている援助などによって影響を受ける．これは患者，家族，支援者（advocate），患者から指名された宗教関係者や，コミュニティのスポークスマンなどとの半構造化面接を何度かくり返した後に，初めて明らかとなる．これによって，敵意に満ちていると感じている周囲の文化の中で生じた患者のライフ・イベント，患者の思い，問題へのアプローチの仕方などのあらましがわかってくる．このような情報を突き合わせることで，文化というコンテクストの中で文化的に敏感な情報をうることができる．

2.7 精神医学における異文化間評価

表2.2 評価のためへのセットアップ

- 治療者は自分自身の文化を知り，自分の限界を自覚する．
- 治療者は自分の技術の程度を自覚し，自分の文化によって評価能力が鈍ったり，影響を受けることがあることを理解する．
- 患者の能力の限界を知る．患者がどんな集団に属しているかを評価する．
- 患者の家族の能力の限界を知る．家族の言語能力の限界，緊急性や危機に対する感覚，および実際に家族が用いることのできるコーピング能力．
- 家族が持っているスキルと長所を知る．それらを軽視しないこと．
- 通訳者の役割，技術，限界を知る．通訳者の文化の理解度を明確にするために，また同じ民族であっても方言，部族，宗教，島などによる文化の違いを明確にするために，評価面接を開始する前に通訳者に会っておく．
- 通訳者を加えた共同作業の方法について患者・家族と意見を一致させる—ことば通りの忠実な逐語訳，愁訴の文化的状況，担当の通訳者に対する家族の反対など．
- 通訳者にも患者のプライバシーに関する秘密を守ることを約束してもらう．

文化変容（acculturation）*

変化しない文化はない．文化のグローバリゼーションによって，異文化同士が間近で接触するようになったので，文化的な期待や行動について，世代間での変化がみられる．文化変容は，新たな文化に接した際に経験する個人の変化を反映した多次元的な現象である．自分自身についての概念は文化により多様であり，異文化接触によってもたらされる自己についての概念の変化もそれぞれの文化によって多様であろう．文化変容は個人，家族，宗教集団，

---

*訳者注：一つの社会集団が他の社会集団の持つ文化的特徴，各種の社会的パターンを受け入れながら新たな総合文化を形成していく過程．

表 2.3 移住の評価

- どのくらい前に移住したのか.
- その時の患者の年齢
- 移住の動機（経済的, 政治的など）
- 移住の際の困難さ
- 母国に戻る可能性
- 移住の準備・覚悟が十分できているか.
- 移住前の期待と現実の差
- 移住前, 移住途上, 移住後の経験
- 単独で移住したのか, あるいは集団で移住したのか.
- 移住当初の意図と期待
- 新しい土地と文化への態度
- 適応のための新たな社会からの援助
- 過去に同じような経験があるか.

その他の同一文化圏の地域集団によってもそれぞれ特色がある. また, それぞれのレベル上でも, 文化変容の程度は様々であり, 同一家族でもメンバー間で異なっている. 援助を求めるときに患者が用いる悩みを示す慣用語その他の表現方法は, 文化変容の過程と関連している. 移住してからの期間, 移住の理由, さらに宗教的な活動に焦点を当てながら, 好みの食事, レジャーの過ごし方, 移住先の伝統行事に対する態度などから文化変容を評価する（表2.4参照）.

心理的, 身体的な心配

苦悩の心理的認知と身体的知覚の間には明確な区分があると仮定されることがよくある. これは誤った分け方であり, そのように静止的・固定的なものではない. しかしこの区別を心に留めておくと, 患者が自分の症状とどのようにかかわっているか, その能力を確かめことができる. これにより, 患者が身体的治療と心理的治療のいずれを受け入れられるか, など治療法を勧める際の助けとなる. とく

に面接医と患者の相互理解が不良な場合，軽蔑的な意味合いを含んだ身体化というレッテル貼りが行われることがしばしばある．

抑うつの中核症状や精神病症状は世界共通とみなされがちだが，先進国での心身の苦痛概念に沿った障害をもとに構成されているので，普遍的に適応可能ではないと考える人もいる．

表 2.4 文化変容の評価－大項目

- **宗教**
    習慣
    礼拝の頻度
    誰が出席するか，どこで行われるか．
- **言語**
    どのことばをどこで話すか．
    使用頻度
- **結婚，家族**
    結婚の様式
    結婚に対する気持ち・態度
    家庭での責任感，性別による役割はどうか
    見合い結婚であったか．
- **職業**
    同じ人種の同僚と働いているか．
    職場の同僚との関係はどうか．
    仕事に対する倫理感はどうか．
- **レジャー**
    何に興味があるか．
    レジャーの時に用いる言語は何か．
    映画や音楽はどうか．好みはどんな作品か．
- **食物**
    どこでどんな物を買うか．
- **将来の志望と自分自身に対する気持ち・態度**

これまでに受けたサービスや治療の経験

これらの情報はどのような精神医学的評価においても有用である。というのは、異文化からの患者と一緒に作業するにあたって、患者が以前に受けた劣悪なサービスや治療の経験から適切なサービスを受けることを躊躇するかもしれないからである。以前の経験とは、必ずしもこの国で起こったものに限定されるわけではない。また国によって援助を求めたりサービスを供給したりする基準が大きく異なるので、法令で定められたサービスの受け入れに問題の生じることがある。

人種差別

日常生活のさまざまな分野、たとえば、法律、経済、教育、保健などの各分野において、差別を受けた経験がある少数民族の人々はたくさんいる。これはあからさまな被差別の経験であったり、差別をにおわせるような不利な取り扱いであったりする。このような人種差別は、皮膚の色、宗教、言語、性、人種その他さまざまな形で生じるが、その背景には大きな傘で隠蔽されるように人種差別の問題が存在する。このような出来事の与えるインパクトを過小評価してはならない。また状況を理解したと決めてかかってもいけない。患者が適切に答えられるように、注意深く、先を急がず敏感な感受性を持って、このような出来事について質問する。被差別体験が患者の受診に直接関連していなくても、こうした報告に関心をもって対処し、それらを必要のない不適切な情報として捨て去ることはしない。この種の体験が理解されず、深刻に受けとめられていないようだと患者が判断すると、もっと微妙な感受性を必要とする情報についても面接者を信頼して話せなくなる。被差別体験以外の、精神医学的に重要なことだけに焦点を絞ろうとすると、患者は治療者・患者間の力の不均衡（power imbalance）の証拠ととらえ、芽を出しかけた治療同盟を壊しかねない。直接的にしろ間接的にしろ、このような経験にさらされた人は誰でも、同様な外傷体験に対して敏感

になるのは当然のことで，患者が満足できないような評価，診察は差別ととられかねない．

標準的精神状態検査 (Standard mental state examination, MSE) の限界

標準的精神状態検査は，異文化を有する患者に対しても他患者と同様に，十分かつ詳細におこなわなければならない．しかし患者が，精神保健の専門職と同じ文化を共有していないときは，皮膚の色とは関係なくいかなる症状や兆候も，文化的なコンテクストに沿って厳しく評価されなければならず，またその後の情報の出現に応じて再検討されなければならない．文化的，宗教的，社会的集団は，それぞれ，集団特有の苦悩の表現方法を持っている．しかし，これらをただリストアップするだけでは，文化的，宗教的，社会的な差異に基づくインパクトによって引き起される第一印象（それはおそらく間違ったものであるが）によって作られる文化的な評価に，臨床家が従ってしまうおそれがある．適切な社会・文化的影響（および文化的なコンテクスト）への注意なしに診断を下すと，多くの落し穴を経験することになる．

行動

評価する臨床医にとっては奇妙で異様と思われる行動でも，文化的に許容された役割をもっていることがある．たとえば異言 (speaking in tongues)*，過度に狂信的であること，トランス状態などが認められている文化もある．こうした現象は，行動を注意深く記録し，それについての患者の説明をきき，家族や同じ文化集団に属する人々の反応によって評価できる．もしある行動が疾病の兆候であれば，その行動は患者が回復した後変化し，それは，患者，介護者，仲間達が将来再発を察知するための重要な兆候と

*訳者注：主に不可解な言葉を発することが特徴となっている祈禱．原始キリストに源を発し，現在ではペンテコステ派の信者たちの恍惚に至る礼拝儀式となっている．

なる．明確に理解できない異常な行動が見られた場合，それが適応としての意味合いがあるかどうかについて十分な注意が払われないと，安易に精神病の証拠とされてしまう．

攻撃性

攻撃性は精神病に伴いやすい表現形とされている．潜在的な攻撃性は予知することが困難なので，面接者は攻撃の脅威を感じると，介入するのが早すぎるという誤ちを犯しやすい．こうした早期介入は将来の治療同盟を危うくする．われわれは，生物学的に異文化的な体験との相互作用により葛藤を生じ，その際自分の優位性を主張し様々な方法で反応するが，その一つが攻撃性である．潜在的な攻撃性のある患者を評価する唯一の方法は，まず面接者の安全を確保するため，患者の家族や友人に同席してもらうように促すことである（27-28頁参照）．欲求不満，問題解決，許容される攻撃性などの表現様式に関して，それぞれの文化に独自の行動規範がありうる．文化的価値・規範・道徳を共有していない患者からは攻撃を受ける恐れがあるといった予断を，面接者はもつべきではない．

幻覚

正確な患者の体験を尋ねる．幻覚は一貫しているのか．幻想や被暗示性亢進と鑑別する．患者が病的体験を伝えるために，比喩的表現を使う場合があり，それらを誤って幻覚と判断してはいけない．両極性障害の黒人患者を対象とした調査で，対象者の85％が統合失調症の診断を受けた既往があり，予想よりも幻聴のある患者の比率が高率だった．幻視を含めて視覚的な症候は，精神病理学の枠組みのなかでどこに位置付けたらよいかとくに難しい．

妄想

妄想についての従来の定義では，文化あるいは文化的なコンテクストにおける役割を考慮して判断される．した

がって面接者が患者の文化について詳しく知らない場合は，妄想体験が誤って理解されることがある．宗教的な考え，文化的に容認される説明，霊的あるいは宇宙的な説明は，注意深く見極めねばならず，患者のことば通りに記録されなければならない．面接者の印象だけを記載してはいけない．患者の家族，支援者と一緒に患者の信じていることについて，精神病以外の理由を常に考えるようにする．再度強調するが，患者の反応はそのまま記録する．もし患者の信じていることが文化的にも理解できず，機能障害を伴い，文化的にふさわしくない行動（患者の文化に照らしても）であれば，それは疾病の徴候の可能性がある．

一級症状

世界保健機構（WHO）は，統合失調症の中核症状が文化を越えて存在することを示してきた．人類学の分野では，このような研究報告の適合性（suitability）と妥当性について依然議論がある．また，一級症状は他の精神疾患でも出現しうるし，苦悩を解決する文化的に認められた方法（たとえば，受動性 passivity，憑依 possession，魔除け exorcism，被影響体験）の過程でも出現する．経験的には患者の第一言語あるいは好む言語が面接に用いられる場合に，最もよく一級症状が見いだされることが報告されている．

認知面の評価

患者の文化を知らずに，特に異なる言語で標準的認知機能の評価をおこなうと，診断に有用な精神病理はほとんど見いだせないことになる．記憶の障害や知的機能の減退については，第三者からの情報を得ることが望ましい．患者の教育レベルを考慮して，認知機能評価を患者の第一言語でおこなう予定を立てたら，患者の支援者あるいは患者の第一言語を話すチーム・メンバーの援助を得ることが重要である．

他の文化圏からの患者のマネジメント

　他の文化圏からやってきた患者のマネジメントは，患者の希望とのバランスをとられなければならない．というのは，治療者は文化間の距離（違い）を考慮しなければならないし，不十分な情報をもとに臨床上の決定をしようとしているかもしれないからである．したがって，慎重なリスク評価が保証されなければならない．診断が依然不確かな場合，症状だけに頼った処方はしない．これは患者に誤った期待を抱かせたり，副作用が生じ治療を中断したり，将来服薬しなくなることがあるためである．

　問題が緊急でなく十分時間があれば，さらに評価の時間をとるようにする．患者の陳述を考えたり，指導を受けたり，過去の記録や別の保健専門職，家族から情報を得ることが可能となる．また患者の文化についての情報も得られる．患者に，治療者がこれからやろうとしていることを知らせておく．

推論

　治療者の推論，診断，マネジメントについては，必ず患者，支援者あるいは指定された家族メンバーの同席で話し合う．適格な病因や診断をめぐる推論に関しては，その方法や過程が文化的な影響を受けることを認識した上で行うべきである．これらの推論についての治療者の考えを，患者とともに確認する．患者や支援者を含む関係者が治療者のマネジメント・プランに賛成しなかった場合は，その場合のリスクについて，再度集まって話し合うよう準備する．治療者は貴重なコミュニティの支援を遠ざけるべきではない．さもなければ，治療者のアフタケア計画が制約されたり，コミュニティでケアを担当する職員らに能力以上の負担を強いることになる．

コンサルテーションにおける力動

　これまで述べてきたように，患者の考えている医師の行

う診療モデルと担当医が実際に提供できるものとは,全く異なることがある.保健専門職,とくに医師に対して多大な敬意を払う少数民族の人々の場合は,これから直面する

表2.5 実地診療上のポイント

- 精神科コンサルテーションに訪れる患者と関係者に対して,彼らの第1言語,宗教,自分自身で規定した民族意識,特定の文化集団へのアイデンティティなどを引き出す.
- 問題の理解を共有するために面接者と患者が用いる言語の意味を常に確認し合う.
- 苦悩についての慣用的な感情表現を明らかにし,患者と語彙を共有できるようにする.症状や徴候が一般的なものでなく,みられないものであれば,明確にするための質問を行う.
- 患者についていっさいの憶測を避ける.面接の際,家族のコミュニケーション・パターンやだれか一人の発言が優勢であることについて審判を下さない.これは,文化的な様式あるいは家族のコミュニケーションの様式かもしれない.
- 面接者の行動や,診療のセッティング,他医への紹介の仕方には患者からの信頼がかかっているので,これらの影響について敏感であること.面接内容は全て秘密にする.患者が最も快適でリラックスできるのはどのような場面か(たとえば家族同伴か,患者単独かなど),面接のシナリオを明確しておく.
- 宗教的,社会的タブーに敏感であること.
- 子どもに通訳を頼まない.緊急事態か,面接の遅れが患者に不利益をもたらさない限り,家族に通訳を頼むことは避ける.
- 患者の同意を得て,診療初期より患者の支援者に参加協力していただく.
- 患者の秘密を十分守れる範囲で,患者の文化に詳しい別の人物と患者の所見について相談する.

問題について，保健専門職と対峙したり，質問したり，反対したり，指摘したりすることはしないかもしれない．危機的状態でない場合でも，このような問題はあとになって服薬を勝手に中止したり，症状の報告を正確にしなかったり，信仰療法（民間療法）を行う人への相談という形で明らかになることがある．信仰療法は，病気の治療に有用なこともあるが，ときに保健サービス機関にかかっている患者を困乱させたり，過剰な保証や奇跡的な治癒を約束して，法令で定められたサービスをやめる方向に促進することもある．

第3章
子どもの精神医学的面接

- 3.1 成人の面接との相違点 *57*
- 3.2 精神状態の記述に関するスキーム *65*
- 3.3 情報源 *69*
- 3.4 両親との面接 *69*
- 3.5 学校その他家族以外からの情報 *80*
- 3.6 異なる情報源からの情報の統合 *81*
- 3.7 発達障害を持つ子どもの評価 *83*

3.1 成人の面接との相違点

1. 子どもは誰かに連れられて医師のところにやってくる。受診の理由を知らされていないかもしれないし、また知らされていたとしても、きちんとは知らされていないかもしれない。子どもたちは叱られるのではないかと思っていたり、どこかに連れて行かれたり、おしこめられたり、いやなことをされるのではないかと思っているかもしれない。あるいは血液検査や手術をされるのではないかと思いながら待合室で待っていたかもしれない。
2. 子どもは主たる情報提供者ではない。
3. たとえ熟練した精神科医の前でも、子どもは全く質問に答えないこともある。しかし、一方で全く話そうとしない子ども、あるいは10代の青少年でさえも、描画やゲームの誘いには応じることがある。
4. 多くの子どもたちにとって、誰にも邪魔されず共感的な大人に注目されながら時間を過ごすという経験

は，新鮮なものである．

セッティング

子どもに対する診断面接は，同年代の子どもたちを幅広く比較することによって確かなものとなる．精神科医にとって必要なもののみが視野に入るように面接室を整える．診断評価に最大限役立ち，子どもの観察を促進できるような玩具やゲームなどを注意深く選んで置いておくようにする．玩具が散乱している診察室の中で子どもの行動を観察することは困難である．6歳以上の子どもの場合は，後に述べるような方法で多くの時間を対話によって面談することが望ましい．6歳未満の子どもや6歳以上でも言語や全般的な発達の遅滞を伴う場合には，非言語的なコミュニケーションに頼らなければならず，一般に遊びの場の方が，対人的な交流をひき起こしやすい．

より年長の子どもや思春期の子どもに対しては，成人の精神医学的面接の形式で行うこともあるが，かなりな修正が必要である．というのは，成人の場合は"問題"に対して自ら問題意識を持って受診することが多いが，小児や思春期患者の多くは他の誰かが問題視することにより受診してくる．

一般的なアドバイス

- 審判を下すようなものであってはならない．
- 限界をはっきり示すこと．破壊的行動や感情の爆発は認めない．「そのようなことは，ここですることではありません」，「そのようなことをしてほしくありません」．
- 長い沈黙をさける．長い沈黙は，特に思春期の子どもにとっては迫害的なものと感じられやすい．ゲームをさせてもよいし，「もしかして……だろうか」という型の問いかけに反応する子どももいる．
- 子どもから自分の描いた絵を差し出されたら受け取っておく．別の機会に必要になるかもしれないので，絵はしまっておく．すべての子どもの絵を壁に掛けておくわけ

にはいかないし，他の子どもがそれをおろしてしまうかもしれない．また壁に掛けられるということは特別な栄誉といった意味合いが含まれているので，提出された絵は壁に掛けないようにする．
- わざとらしい不自然な話し方をしない．子どもたちは口調に対して敏感である．
- 直接的な解釈を急いではならない．
- 玩具を診察室の外へ持ち出させない．「ごめんね，この玩具は病院のものなんだよ．おうちへ持ち帰ってしまったらここで遊ぶ玩具がなくなってしまうんだよ」．
- 面接が終わる5分前には，終わりを予告する．

よくある誤り

- 子どもの心地よい体験を追跡するあまり，ある意味では難しい話題をさけてしまう．
- 建設的で中立的な態度をとらずに，子どもの側についてしまう．
- 披暗示性の高い子どもに，不適切な答えを誘導してしまう．
- 寡黙な子どものうなずきをもとに，「空中楼閣」を築いてしまう．

関与の仕方

最初，短時間（10-15分）家族との面談（診断的意義も含めて）を行うと，家族とコンタクトをつくるのに役立つ．その後正式な病歴聴取や子どもとの個別の面接を行い，必要に応じて心理検査を行う．面接者は自己紹介し（たとえば年少児の場合には，「私は君たちくらいの年頃の子どもと家族の問題や混乱した状態の解決を手助けする医師です」），予定している評価の手順を説明する．ついで，同席している家族に各々自己紹介してもらい，親あるいは保護者に以下のことをしてもよいか尋ねる．つまり，最初に子どもと個別にどこの学校に通っているか，学校はどん

なか，友人はいるか，友人の名前，自宅で，あるいは友人と何をして遊ぶのが好きか，得意なものは何かなど一般的な（侵襲的でなく中立的な）話題について話してよいか尋ねる．このようなやり方で同伴した子どもたち全員と手短に面談した後，どうして同胞が面接に同席すべきだと両親が考えたのか，問題となっている子どもでなく同胞に尋ねることで，その理由を探ることが望ましい．その後子どもたちは自分達が同席する理由についての理解が正しかったのかどうかを親と話し合い確認するよう勧められる．子どもたちと一緒に今回の受診理由について探求することにより，受診理由がさらに明確にされるとともに，この問題をめぐって家族内のコミュニケーションが促進される．

このような形で同席した家族と交流することは，家族のコミュニケーション・パターンや，家族のコミュニケーションにおける感情的な色合い（emotional tone，たとえば，暖かい，批判的，敵対的，孤立的，協調性のあるなど）を観察でき，さらに子どもや家族と治療契約を結ぶ端緒となる．また，両親は一般に，こうした会話の中では喜んで子どもとかかわる時間を過ごすことができるので，こうした体験は，子どもとコミュニケーションをとることが困難な両親にとって有用なモデルとなる．

家族同席の面接に続いて，同僚の協力が得られる場合は面接者の1人が両親からきちんとした病歴を引き出し，もう1人は子どもと個別に面接したりフォーマルな評価を行う．同胞が同伴している場合は，チャイルド・ケアスタッフ（クリニックでスタッフがいる場合）か，同伴してきた家族，または家族の友人が同胞の世話をする．あるいは両親のいずれかが評価面接にかかわっている間，もう一方の親が同胞の面倒をみる．親子関係に関する情報は，親が子どもと別れる時に子どもをどのように扱うか，またその時の子どもの反応などから少しずつ収集することができる．

6歳以上の子ども

子どもたちは，自分の問題行動が前もって医師に伝えら

れていることを知らされているので，防衛的になっているかもしれない．従って，面接の最初から問題行動に触れるのは賢明でない．医師は子どもに対応するとき，裁判官のようにふるまったり，また戒めたり批判すべきではない．それよりも，子どもを一個人として尊重し，子どもの言動に関心を持っていることを示すことが大切である．

面接の中のある時間帯を椅子に座っているように指示すると，子どもの落ちつきのない行動や抑えのきかない行動を観察しやすい．最初は，子どもたちが緊張せずに自由に話せるようにし，そのような場面でどのような関係がつくれるか，気分のレベルや易変性はどうか，会話や反復的な習癖についてはどうかなどを評価する．行動特性を十分に知るには，約15分間は構造化されていない自由な会話（unstructured conversation）が必要である．最近の身の回りの出来事や活動について話すように促す．たとえば，放課後や週末にはどんなことをするのが好きか，友達や家族と一緒にどのようなことをするのか，友達の名前はなんというか，どんなゲームをするのか，学校では何が楽しくて何がつまらないかなどについて尋ねる．それから将来の希望や，卒業後もしくは大人になったらどんなことをしたいかについても尋ねる．

リラックスしくつろいだ雰囲気を提供し，様々な感情を引き出し，子どもの情緒的反応や治療者との関係の質を評価するために，治療者は，適切な関心と配慮と熱意を持って対応する．面接は子どもの年齢や知的レベルや関心事にふさわしいものでなければならない．子どもの情緒的反応を適切に評価するには，精神科医も感情を表出する必要がある（苦痛な気持ちや心配事について尋ねるときには真剣な関心を持って，子どもが興味を抱いていることや楽しんでいることに対しては生き生きと）．

感情的に負担となっている話題が持ち上がったときにはそれをとりあげる．面接者は病理や苦痛の表出を妨げてもいけないし，誘導してもいけない．

以上のようなやりとりの後に，明らかにしておく必要の

ある特定な情報について共感をもって尋ねる．一般には自由に答えられる質問が望ましいが，時には多肢選択的な質問が有用である．答えやすいように気持ちや出来事に関連した例を挙げてやる．

「前に，君と同じくらいの年頃で……のような男の子がいたんだけどね」というような，間接的な話法が有効なこともある（子どもがこのようなやりとりを受け入れるようであれば，「君もそうじゃないかな」などと付け加える必要はない）．

あまりに脅威を与える話題は途中で止めるのが得策だが，面接者は後にもう一度その話題にもどる必要がある．子どもは孤独を感じているか，喧嘩をしていないか，いじめられたりからかわれたりしていないか．他の子どもたちよりも余計にいじめられていないか．なぜいじめられると思うのか．また，兄弟姉妹とうまくいっているかどうかも尋ねる．もし，兄弟喧嘩をしているようであれば，喧嘩は好きか，それはほんとうの喧嘩なのか，親しいがゆえにおきる喧嘩なのかを尋ねる．

心配事，悩み，恐れ，不幸，悪夢，その他腹の立つことなどについて尋ねる．たとえば，「誰にでも心配事はあるけど，君の心配事はどんなこと．心配事のために眠れないことがあるか．振り払うことができないようないやな考えが頭に浮かぶことがあるか．うんざりしていないか．惨めではないか．泣きたくなることはないか．本当に自分は不幸だと感じていないか」などと尋ねる．適切なタイミングで自殺念慮についても尋ねる．続いて，何かとても怖いものがあるか．暗闇は．クモは．犬は．怪物は．「君は夢を見るかい．怖い夢は．悪夢を見てうなされたことはあるかい．君を怒らせたり悩ませたりすることはどんなこと」などと尋ねていく．

このような質問に対する返答の中で，明確なものが浮かび上がってきたら，精神科医はその際の感情の激しさ，頻度，状況について深く探らなければならない．（たとえば，「あまりに自分がみじめすぎて逃げ出したり隠れたくなっ

たことがあるか．一番最近そんなことがあったのはいつか．そんなふうに思ったりすることがたびたびあるのか．どんなことがあると嫌になるのか．そんな気持ちになるのは家にいる時か，それとも学校にいる時か」など）．

子どもは非常に披暗示性が高い．そのため，時に医師が望んでいる答えは何だろうかと考え，それを口にしてしまうことがある．それでも，心配事や恐怖や嫌な気持ちなどについて話しているときの感情状態から，不安を抱いている子どもや抑うつ的な子どもは見分けがつくものである．これらの事柄について系統立てて問うことも重要であるが，面接の多くの部分を中立的な，あるいは楽しい話題で構成することも必要である．子どもが自発的に悩みについて話しているのか，あるいは質問以外のことに話題を広げようとしているのかということにも気を配る．

誰か（家族メンバー）の絵，あるいは自分の家とそこに住む人全員の絵を描いてもらい，絵について説明してもらう．そうすることにより少なくとも，絵を描いたりその説明をしているときの，子どもの生来の技量，注意の持続力や散乱度，態度，感情について評価する機会が得られる．同時に，利き手の細かい運動能力について評価することができる．

注意力，すなわち注意の持続力や散乱度を評価するには，子どもの能力の範囲内で，しかも能力の限界に近い課題を与える．描画も課題の一つである．さらに曜日を順唱，逆唱させたり，月を順唱，逆唱させたりする．また簡単な計算（100から7を順に引いたり，30から3ずつ引いていく一連の計算，その他の引き算や足し算や九九）をしてもらう．面接中のこのような場面で，子どもたちは情緒的な負荷のかかった話題とは別の意味で緊張する．

ストレス下ではチックや不随意運動が目立ちやすくなるのでそれに注意する．チックは急速で，常同的，反復的，非律動的，予想可能で，無目的な，機能的に関連した一群の筋肉の収縮である．チックは，短時間なら意図的にまねたり，抑制したりすることができる．常同運動（stereotypies) は随意的, 反復的で, 独立した, いつも同一な, 予測可能な運動であり, しばしば律動的で, ほとんど全身にわたる部位が含まれる. 衒奇症 (mannerism) は, 目的志向的な動きの修飾された型の奇妙な動作である. 動きの程度が増強しているかどうかについても観察する. 多動 (restlessness) は, その場にふさわしく席についていることが不可能な特性を指すが, 落ちつきのなさ (fidgetiness) は, 単に子どもが席についたままそわそわしたり, 身体の一部分を動かしたりすることに対して用いられ, 子どもの全般的な特性を述べた用語ではない.

6歳未満の子ども

6歳未満の子どもに対しては, 遊びの場を用意するのがよい. しかし, 子どもの成熟度によっては, 年長の子供用の遊技面接 (play-interview) を行うのが望ましいこともある.

ゲームや玩具を以下の点に配慮して選択する. (1) 子どもの年齢, 性, 社会的背景にふさわしいもの, (2) 面接者との関わりが持てるようなもの, (3) コミュニケーションを促進し, 想像的な遊びができるもの.

治療者は, 数は少なくてよいから, 扱いなれた玩具類を用意する. たとえば, 家畜玩具, クレヨン, 人形と人形の家, 粘土など. チェスなどのボードゲームはあまり想像的ではない. スクィグルゲーム (子どものなぐり書きの上に治療者が絵を描き, 子どもには治療者のなぐり書きの上に絵を描かせる) や家族メンバーの揃った人形遊びなどの想像的なゲームは, 子どもの行動や感情を引き出す最良の機会を提供する. できれば, 両親のいないところで子どもを観察する. 最年少者の場合は, 最初は母親の同席を許可した方がよいことがよくあるが, しばらくして母親にその場面から離れてもらうか, 部屋から出てもらう.

医師が近づく前に, 子どもがその場に慣れるようにすることが重要である. 初めに子どもに部屋や玩具を探索させながら, 医師が子どもに友好的なことばで一言二言話しか

けたりするが，それも直接的に関わるのではなく子どもが近づいてきたときだけ応じるようにする．子どもが関わりを持とうとするまでの時間や，きちんとした関わりができるまでの過程は子どもによってかなりな差異があるので個々の子どもに応じて判断しなければならない．子どもが関心を持つような遊びを提供することにも心がける．

　遊びの状況を，年長の子どもの場合と同様に評価の機会として利用する．適切な遊びの場面が与えられれば，そこで子どもの成熟度に見合った質問をする．年少者は，自分が感じている感情の中身について述べることができないし，抽象的な内容の長い言葉による複雑な質問にも答えることができない．しかし，多くの子どもは，家でどんなことをしているのか，誰と一緒に遊ぶかなどについては説明することができる．

3.2 精神状態の記述に関するスキーム

一般的記述

　外見，注意を引くところ，態度，服装，育児放棄（ネグレクト）のエビデンス，親から離れるときの反応，面接室に入り医師が接触（contact）を試みたときの反応．

子どもの状況への適応

　不安，遠慮（適切か，過度か），自信の表出，親しみやすさ，破壊性，年齢相応か否か，自発的な会話の話題．

運動機能

1. 動きの量－減少しているか，増加しているか．
2. 協調機能
3. 不随意運動
4. 姿勢
5. 儀式的行為（ritual）
6. 過呼吸

問題があれば，さらに詳しい神経学的評価が必要である．

言語

1. 聞き取る能力－音はどうか，言葉はどうか
2. 理解力
3. 話すこと，発声，片言（喃語）
   (a) 自発性
   (b) 質，速度，リズム（どもることなど）
   (c) 声の抑揚と強勢
   (d) 構音（構音障害など）
   (e) 文法的な正確さと複雑さ
   (f) 特殊な異常（反響言語，常同的な特徴，わたし（主）/あなた（客）の反転，できれば実例を書きとめておく）
4. 身振り－模倣，理解，実際の使用

もし，問題があれば 77 頁を参照．

面接者への社会的反応

1. 面接者の態度やコメント（誉めたり，ほうびを与えることなど）に対する反応
2. ラポール（共感的関係），目線をあわせること－それらの質と量
3. 相互性と共感性
4. 社会的態度（たとえば，控えめ，恥ずかしがり，開放的など）
5. 抑えがきかない，厚かましい，ませた（早熟の），からかうなど
6. 拒否的，関係が結び難い，不誠実，無愛想など
7. 迎合的，操作的

もし，問題があれば 71-73 頁を参照．

感情

1. 感情表現の幅

2. 幸福感
3. 不安：浮動性，状況依存性，特定の恐怖症
4. パニック発作
5. 顕在化した（観察できる）緊張
6. 自律神経障害の兆候
7. 涙もろさ
8. 悲しみ，悲惨さ，絶望，アパシィ
9. 自殺・遁走念慮
10. 恥辱，困惑，混乱
11. 怒り，攻撃性
12. 易刺激性

思考内容

1. 心配事，恐怖をいだいていること
2. 支配観念（preoccupations），強迫観念（obsessions），疑惑（suspicions）
3. 絶望，罪責感
4. 自尊心の低下，自己憎悪
5. 空想，願望
   (a) 自発的に述べたこと
   (b) 喚起されたこと（たとえば，3つの願いはなんですか）
6. 想像と遊びの質
7. 異常な信念・体験

認知

1. 注意の持続と散乱度
2. 認知の持続性
3. 好奇心
4. 時間と場所の見当識
5. 記憶

学業の到達度

読書・書字能力，計算力は標準化された検査で最もよく

評価できる（たとえば，読書能力についてのNeale・Schonell検査など）．もし，心理士によるフォーマルな評価ができない時は，簡単な文章の一節を読ませて，その要点を尋ねたり，過去にあった出来事を文章に綴ってみるよう指示する．読書については，その流暢さ，正確さ，理解力のいずれもが大切な評価対象である．このような検査は，クラスの中で混乱した行動があったり，挫折した子ども達には特に必要なものである．

標準化された評価スケール

両親や教師向けのたくさんの評価スケールが開発されており，また標準化された構造的，あるいは半構造化面接方法も，臨床的な目的にそって使用されている．系統的に形式の整えられた面接スキームの利点は，問題の重要な部分を系統だってカバーしており，それが十分異常な範囲に入るか否かの基準を提供してくれることである．欠点としては，すべての問題をカバーしてはいない点である．個々の症例で重要な側面は，普通でない（uncommon），個人に特有な点であろう．標準化されたスキームは，個々人に意味のある問題よりも，何が普通（common）なのかといったところに焦点を移すことになる．従って，その後に，本章に記載されている一般的な臨床的な質問によって補完する必要がある．小児精神医学でみられる大部分の症状は，正常と連続している．何が障害を成立させることになったかという判断は，症状のレベルの問題だけでなく，それらが子ども自身や家族に与える衝撃の強さについての評価に拠らなければならない．

父母や教師向けの評価スケールは，集団を対象とした検査として有用であり，スクリーニングを目的として用いられることがある．しかし，それは，個々の子どもを診断できるほど鋭敏でも特異的でもない．また，そこには，子どもの行動以外に評価者としての父母や教師の影響が入り込むことになる．

子どもに対する面接者の主観的反応

このことについては，上記の短い文章で十分である．

結論

最後に，子どもの精神状態が，年齢，IQ，性，社会的背景などから期待されるものと隔ったものであるかどうか（もし隔っているとすればどのように）についての意見が，述べられる．

3.3 情報源

たいていの場合，大人が子どもの行動を心配する結果として，子どもが連れてこられる．成人の精神医学において通常用いられるよりも多種多様な情報源からの情報に頼らなければならない．家庭や，学校，仲間集団でみられる子どもの行動や情緒に関する情報と，さらに評価中に観察されるそれらについての記述が必要である．

子どもは発達し続けている．症状や問題行動は発達段階とともに変化する．同様に情緒的なニードも変化する．行動や精神状態の評価に際しては，成人の場合以上に個々の子どもの発達段階に関連した側面に焦点を当てる必要がある．

子どもの社会的・人格的な発達は，家庭や学校で形成される対人関係に強く影響される．子どもの発達の評価と並行して，養育者の態度や養育者との関係の質についての評価が必要である．

3.4 両親との面接

病歴の聴取には2つの側面がある．すなわち，（1）出来事や行動そのものについての情報を得ることと，（2）それらの出来事や，出来事に関与した人たちに対して表出された感情や態度について記録することである．面接の大

部分は,正確な事実としての資料を引き出すことにあてられるが,面接者は面接の早い段階でそうした出来事と同じくらい感情に関心があるということをはっきりさせておくことが大切である.また,肯定的な態度も否定的な態度も,同程度に表出できるように配慮する.家族が迷っているようであれば,次のような質問するとよい.「このようなことは家庭の雰囲気に影響しますか」,あるいは「そのようなことはあなたをいら立たせましたか」.ただし,控えめに尋ねるようにする.両親の気持ちや感情を評価するにあたっては,両親の発言内容だけでなく,発言の仕方に注意を払う.口調の変化(話すスピードや声の調子,口調の激しさ)は感情を認知する上で重要である.特に批判や敵意,思いやりなどの表出に注意を向け,それらが誰に向けられているかにも注意する.また,表情や身振りにも注意を払う.

可能なら,母親と父親の両者に会うのが望ましい.子どもと父親の関係は,母親との関係と同等に重要である.もっともその重要性は発達の別の側面においてではあるが.また,母親から得られた父親評価のみに頼るのは望ましくない.両親同席での面接は,両親間の相互作用や二人の関係のあり方を観察するよい機会になる.両親が離婚あるいは別居し,子どもが各々の親と別々に会っている場合や,新たに家族内に加わった大人と会う場合は,それぞれ別の機会に面接するのが適当であろう.

現在の愁訴

両親との面接は,彼らが最も心配している問題や困難さについて尋ねることから始める.両親は,両親自身の言葉で彼らの直面している状況について話すことになるが,その際,他にも問題はないか尋ねる.最近の問題についての情報を得るときには,問題行動の頻度と激しさ,それが生じるコンテクスト(たとえば,学校で,あるいは子どもが外にいるとき)について尋ねる.また,問題行動に先行する状況や,それを促進させる状況,改善させる状況,悪化

させる状況に着目する．困難さについても，それが始まった時期を特定し，子どもの行動や情緒に最初に異変が現れた時期や，心配するようになった理由にさかのぼる．その時期にストレスはなかったか．

両親との面接は，問題に対する両親の感情や態度，信念について評価するよい機会であり，それらについて注意深く書きとめるようにする．さらに，面接者は，その問題に対処するためこれまでにどんな対策がとられてきたのか，そのような方法によりどの程度成功，あるいは失敗してきたのかを明らかにする．同時に子どもの症状が他の家族メンバーにどのように影響したかをはっきりさせることも大切である．また，できれば，子どもの問題に援助を求めることになった経緯と，過去のどの時期でもなく今援助を求めることになったのはなぜかについても尋ねておく．

もし，発達の遅滞や偏奇が顕著な場合は，それが全般的なものであれ，あるいは特異なものであれ，発達障害について診断していく（83-85頁参照）．

系統的な質問

その他の症候の評価
1）感情

子どもたちは幸せか否か．どんなことで泣いてしまうのか．悩んでいないか，抑うつ的でないか，死にたいと思っていないか，いらいらしていないか，不機嫌ではないか．かんしゃくを起こさないか．恐怖やパニックの兆候はないか．登校するときに泣かないか，学校へ行きたがらないか．神経質でないか．恐怖を起こす特定のものや場面があるか．何かをするときに強迫的なところはないか（注意：子どもの強迫観念や強迫行為の場合は必ずしも本人が抵抗感を自覚しているわけではなく，利するところのない，説明しがたい儀式としか見えないこともある）．

2）反社会的傾向

子どもは反抗的か，破壊的か，興奮しやすいか，嘘を言うか，盗みをするか．このような問題は家でのみ起きるのか，それとも外で起きるのか．自分一人でするのか，仲間がいるのか．このような問題にどのように対処してきたのか．学校をさぼったり，家出をしたりしていないか．喫煙や飲酒をしていないか，接着剤を吸っていないか，薬物を使用していないか．動物を虐待しないか．警察沙汰になったことはないか．これらの中に1つでも該当するものがあれば，詳細な状況を聴き，しつけに対する子どもの態度について尋ねる．

3）活動性と集中力

過活動，あるいは落ち着きがないか．じっとしているように言われればじっとしておれるか，それとも常にそわそわしているか．集中力はあるか，何か興味のあるものに対して最高どれくらいの時間集中できるか．興味や関心が変化したり，なくなったりしてないか．

4）食事，睡眠，排泄

家庭や学校で食事についての問題はないか．拒食や偏食はないか．異食はないか．睡眠障害はないか．寝つきは悪くないか，夢中遊行や悪夢はないか．寝る前に何か準備していることがあるか．遺尿はないか，日中の遺尿か，それとも夜尿か．外出したときに遺尿があるのか．遺尿のなかった時期はあるのか．便で下着が汚れているか，それともなすりつけたようになっているのか．遺糞のなかった時期はあるのか．トイレの場所はどこか（これらの機能の規則性は，子どもの気質にもよる）．

現在の生活機能

1）日常生活

日課を知ることにより，評価しようとする子どもの日常生活を確認することができる．学期中には家族の誰が最初に起床するのか．起床後，どのように事態が進んでいくのか．誰が朝食を作るのか．最初に子どもは何をするのか．

着替えるまでどれくらいかかるのか．誰が学校へ連れて行くのか．家へ帰った時はどんな様子か．帰ってからは何をするのか．どのくらい身近で面倒をみているのか．夕食中はどのようにふるまうのか．その後何時頃に床につくのか．休暇中はどんな活動をし，誰が面倒をみているのか（注意：このような質問は全体的な骨組みを構成するために必要なものであるが，多くの時間をかけて細部まで厳密に記録する必要はない）．

2）友達との関係

同世代の子どもたちとの交友が乏しいことが，それ自体特異的な障害とはいえないが，全体的な適応を評価する上でよい指標となる．

友達の名前は何というのか．一緒にどんなことをするのか．どの程度親しいのか．友達になってどれくらいたつのか．お互いの家を訪問しているのか．他の子どもたちが本人を拒否したり無視したりすることがあるか．誰かと一緒にいることを求めるのか，それとも一人でいることを好むのか．逸脱した子どもたちとの関係のみに限られているのか．

3）同胞との関係

仲がよいか．同胞の中の誰かと特に結びつきが強いか．それはどのようなところに現れるのか．口喧嘩をするか，誰とするのか．なぐり合いになるのか．同胞にやきもちを焼くか．

4）大人との関係

（両親の養育態度をみるのに好都合な機会である．）

子どもは父母とうまくいっているか．愛情はどのように表現されるか．関わりやすい子どもか．他の子どもと比較するとどうなのか．誰に似ているのか，どんなふうに似ているのか．

他の大人とはうまくいっているのか．教師とはどうか．特に愛着を示している人はいるか．誰かが子育てに協力してくれるか．子どもに対して両親が耐え難いと感じるのはどんなことか．

家族歴，家族環境

家族構成，家庭生活および家族メンバーの関係

来院した親の風貌，態度，精神状態を記述する．

1）同居家族

同居家族のリストを作る．家系図を描くと便利である．それぞれの人物の年齢，宗教，職業，教育歴，健康状態について尋ねる．子どもの両親は結婚しているのか．養子なのか，それとも里子なのか．母親の妊娠について－流産や死産も含める．生物学的両親かどうかを確認する．同居していない親や同胞についても同じように詳細に尋ねる．

2）同居していないが重要な人物

たとえば，祖父母や両親の兄弟姉妹などとはどのような関わりがあるのか，そして子どもとの関係はどのようなものか．両親自身の子ども時代の概略についても聴取する．

3）両親の関係

両親の関係はうまくいっているか．両親はどのようなことをいっしょに楽しむか．夜や週末はどのように過ごすか．父親はどの程度子育てやしつけ，家事に参加しているのか．

4）親子関係

親子が共同でどのような活動をしているか．一緒に外出するか．一緒に遊ぶか．宿題を手伝うか．ものを作るのを手伝うか．

5）子どもの家事への参加

子どもは着衣や食事などを手伝うか，誰が手伝うか．洗濯や買い物，使い走りなどの手伝いもするか．

6）家族関係のパターン

子どもはお母さん子か，それともお父さん子か．子どもは父親に頼っているのか，母親に頼っているのか．他の大人にはどのような愛着を持っているのか．

7）家族のルール

就寝時間のきまりはあるか．家具の上に登ったりするか．行き先を告げずに外出することはないか．友達選び，

遅くまで外にいること，読書，テレビなどについての制限を受けているか．子どもの行動を見守っているのは誰か．叱るのは誰か．どんな方法で罰を与えるのか．お小遣いは持っているのか．

身体疾患・精神疾患に関する家族歴

遺伝的要因は重要なので，生物学的血縁者の病歴を注意深く聴取する．第一親等の両親に関しては精神障害，精神科治療歴，うつ病，自殺，言語発達遅滞，読書障害，遺尿，社会的偏奇 (social oddness)，アルコール症，てんかん，出廷歴の有無をはっきりさせておく．それらの発症年齢は参考になる．それ以外の親族に対しては，精神的な問題を抱えていた場合，どの家族メンバーがそうであるかのみでなく，そのメンバーの正確な家系内での位置を確定し，同じ問題を持たない他のメンバーについてもそれを確認する．もし家族性の障害があれば，伝達様式を明確にする．

家庭環境

家庭訪問は，日常業務としては行われていないが，家庭訪問を行うと，最も本質的な情報が得られ，家庭歴で理解しがたい面についても光をあてることができる．子どもは一戸建ての家に住んでいるのかアパートに住んでいるのか．部屋は全部でいくつあるのか．他人も一緒に住んでいるのか．寝室の配置はどうなっているのか．浴室，トイレなどの設備はどうか．

1）他の養育者の関与

誰か他の人が子どもの面倒をみているのか．祖父母，里親，近所の人（放課後から養育者の帰宅まで），オペア*，週末に別れた親など．

2）経済状態

収入源は何か．経済的に問題はないか．

*訳者注：オペア（au pair）とは，外国の家庭で滞在させてもらうかわりに手伝いをしながら語学を学ぶ人のこと．

3）近隣の状況

子どもはどれくらいの期間そこに住んでいるのか．その地域のあらましについて記述する．その土地が好きか嫌いか．近所の人たちとの間に衝突はないか．周囲に危険はないか（たとえば暴行事件の頻発など）．

生活歴

発達障害児の評価に必要とされる発達史聴取技法についての一般的な説明は 83-85 頁を参照．

1）妊娠

計画的な妊娠だったかどうか，またどのような状況下で妊娠したか（たとえば，母親の両親の反対があったか，父親に遺棄されたかなど）．尿毒症や出血などの合併症はなかったか，あるいは感染，喫煙，アルコール，薬物，X線などの負荷はなかったか．

2）分娩

誕生した場所について尋ねる（家庭か病院か）．分娩時間，胎位，分娩様式，胎児の成熟度，出生時体重，合併症．蘇生は行われたか．保育器や新生児集中治療室が使用されたか．うつ病などを含めた，母親の妊娠中，分娩後の健康状態を詳細に聴取する．

3）新生児期

呼吸や吸啜の障害はなかったか．チアノーゼ，けいれん，黄疸，筋弛緩，感染についてはどうであったか．通常より長い期間病院に入院しなかったか．

4）乳児期の栄養摂取と睡眠パターン

母乳か哺乳か．いつ離乳したか．離乳は困難でなかったか．正常な睡眠パターンか．何か問題があれば記載する．

5）小児期の社会性の発達

子どもはおとなしいか，それとも活動的か．イライラしていないか．母親への反応はどうか．よく泣く子だったか．他にはどんな愛着行動を示したか．

6）マイルストーン（聴取しておくと有益な発達の指標）

支えなしでのおすわり，ひとり歩き，始語，二語文など

の時期について尋ねる．正確な時期について思い出せないときには，同胞の発達との比較が役立つ．最近同年代の子どもと同じ程度に話すことができるか．言葉の理解や表出がむずかしかったり，舌もつれ，赤ちゃんことば，どもりなどの発声・発音の障害があるか．明らかな障害を認めれば表3.1を参照．子どもは不器用か．左右どちらかの手・足を使いたがるか．筋肉のひきつり（twich）を認めるか．その部位はどこか．頭を叩くことがあるか．習慣（habit）や儀式的な動作（ritual）はないか．

7）排尿排便の自律

昼のおむつがはずれたのはいつか，また夜のおむつがはずれたのはいつか（5歳までであることが多い）．排便のコントロールができるようになったのはいつ頃か（4歳までであることが多い）．排泄の自律に関して何か問題があったか．何かトレーニングが行われたか．行われた場合には，どのように行われたか．誰が行ったか．里親か，保育園でか，託児所でか．トレーニングにはどう反応したか．

8）病気とアレルギー

これまで病院へ行ったことがあるか．入院，通院，クリニックへの受診，手術，事故などについてはどうか．重篤な病気にかかったことがあるか．麻疹，髄膜炎，脳炎，発作（fit），けいれん（convulsion）はなかったか．全く学校に行っていないか．喘息，頭痛，腹痛，胆汁発作（bilious attacks）に苦しんでいないか．視力と聴力は良いか．失神発作（fainting）やけいれん発作（fit），アブセンス（absence）はないか．薬物や特定の食物に対して異常な反応を起こしたことはないか．

9）分離

両親を伴わずに家から離れたことがあるか，あるいは病院内で両親から離れたことがあるか．4週間以上，両親と離れたことがあるか．その期間はどのように世話がなされたか．それはどんな環境下であったか．子どもの反応はどのようなものであったか．

表3.1 現在の言語能力をみるためのスキーム

1. 家事などについての模倣（imitation）
2. 内言語（inner language）・ミニチュア玩具の有意味な使用，ごっこ遊び，描画など
3. 身振りの理解
4. 話しことばの理解
    聴　力：音への反応；名前を呼ばれたときの反応，大きな音への反応，静かな意味のある音への反応（母親の足音，食事中のスプーンの音，食べ物を用意するときの音，ドアの開く音，ガラガラなど），難聴だと思ったことがあるか．
    聴くことへの注意力
    理解力：身振りを伴う，あるいは伴わない，単純および複雑な指示への応答（具体的な情報を得ること）
5. 発声と喃語（まだ話せない子ども）
    量
    内容の複雑さ
    質
    社会的な使用－喃語で応答するか．
6. 言語の産出
    様式：身振り，指さし，手を使用する，ことば
    内容：シンタクティカル（syntactical, 文章の構成力）とセマンティック（semantic, 語義・文章の理解度）な側面，文章の長さ，語彙，独特な発音，代名詞の使用．
    質　：反響語，常同性，主客（私/あなた）の混乱，作語，その他の偏奇
    量
    社会的コミュニケーションとしての使用：ものを要求する，意見を述べる，あるいは交互におしゃべりする，質問に答える，必要な場面では沈黙する．
7. 語音の産出
    発音の障害：子音の省略または他の音での代用，不明瞭な発音，構音障害，鼻音．
    　　　　　　障害は一定しているのか，それとも変化するのか．
8. 発音と音量
9. 韻律（Prosody）：ことばにおける強勢のパターンと音調の変化
10. リズム：リズムの異常－吃音，抑揚や韻律の欠如，息継ぎ

10）養育上の失敗

過去に過酷な境遇があったか．育児が不十分だった時期があるか（たとえば，両親が病気のため育児ができなかった，あるいは片親の不在など）．虐待されたことはないか（たとえば，身体的あるいは性的な虐待）．

11）学校

子どもはどの学校に通っていたか．学校生活はどうだったか．なぜ子どもは変化したのか．教師から両親に何か懸念が伝えられたことがあるか．特別な教育上のニードについての申告がなされたことがあるか．子どもは現在通っている学校が好きか．学校の成績は満足のいくものか，両親は子どもの先生に会ったことがあるか（学校からの情報 80-81 頁参照）．

12）性

異性に関心があるか．初潮，恥毛，マスターベーションはどうか．性教育は受けたか，性について質問したことがあるか，性経験はあるか．不適切な性行動はないか．

13）長所

子どもの長所，才能，その他の魅力的な資質は何か．

気質・パーソナリティ特徴

現在の問題から子どもの病前性格を明らかにするのは容易ではないが，試みるべきである．子どもの気質のある側面は，新たな状況や新しい出来事，初対面の人々への反応の中に最も現れやすいが，日常的な状況下での行動様式にも注意を払う．

1）初対面の人々への反応

初対面の大人に対するふるまいはどうか．初対面の子どもに対してはどうか．知らない人に接近することができるか．恥ずかしがるのか，それともまとわりつくのか．初対面の人になじむまでにどれくらいかかるか．

2）初めての場面

初めての場所，新しいもの，初めての食べ物に対してどう反応するか．探索しようとするのか，しりごみするの

か．順応するのにどれくらいかかるか．

3) 感情の表現

自分の感情をどのくらい力強く表出しようとするか．めそめそ泣くか，それともわーわー泣くのか．くすくす笑うのか，それとも大笑いするのか．現在の問題が生じる前は幸福だったか，不幸だったか．どんなふうに感情を表出するのか．

4) 親しみの感情（affection）と対人関係

親しみの感情があるか．信頼する相手がいるか，もしいるならそれは誰か．どんな友人関係が成立しているか．

5) 感受性

人や動物が傷つけられているときにどのような反応を示すか．何か悪いことをしてしまったときにはどんな反応をするか．

3.5 学校その他家族以外からの情報

紹介医や家庭医以外の機関と接触する際には，いつも両親の同意が必要である．司法医学的な業務の場合にも，紹介医以外の機関と接触するときには同意が必要である．学校や他の関連機関との最初の接触の予約をするときに，両親の同意を得るようにする．家庭医のような重要な人物との接触の同意が得られない場合は，その重要性についてじっくり話し合ったり説明したりする必要がある．

学校での子どもの行動に関する教師の評価は不可欠である．

以下のようなことを尋ねる：
- 出席状況
- 得意教科と不得意教科
- 学業以外の能力（たとえば，美術，音楽，工作，スポーツなど）
- 教室や運動場での行動
- 教師や仲間との関係
- **その他の重要な観察所見**

就学前の子どもに関しても，上記の方針に従って保育園や遊戯グループの指導者から同様の情報を得ることが重要である．最初の評価時にこのような情報が得られていると参考になる．

家族には前もって，家庭医へこれまでの病歴を問い合わせ，評価を終えたらその結果を手紙で家庭医に報告する予定であることを説明しておくとよい．家庭医は重要な情報を持っていることが多い．司法医学的業務の場合は，最終的な結果は紹介者のみへ送る．その後，紹介者が適切な関係者へそれらの結果を伝えることになる．

心理テストは，子どもを体系的に評価する上で重要な役割を有しており，十分にコントロールされた一定の条件下での行動や遂行能力について量的な情報を提供してくれる．心理テストによる評価は，検査の妥当性や子どものかかえる問題の性質を考慮して解釈する．子どもがテストに非協力的であったために不良な結果に終わった検査成績は，必ずしも知能の限界を意味するものとはみなされない．日常の学習能力に問題がある子どもが正常あるいは高い知能指数を示す場合，問題の所在が必ずしも非認知的なものによるとは限らない．テストによって評価できない認知障害があるかもしれないからである．認知機能の臨床評価と心理検査による評価の間に矛盾がある場合は，その理由を明らかにするためのさらなる検討が必要である．

3.6 異なる情報源からの情報の統合

証言内容は一致するとは限らずしばしば矛盾する．不一致を解決するための特別の方法はなく，臨床的な判断が必要とされる．

不一致がある時には，まず初めに信頼できない情報源があるかどうかを判断する．母親が抑うつ的であるため精神病理性を誇張してはいないか，あるいは評価の結果を恐れて大切な問題を隠蔽してはいないか．両親が，自閉症などの障害についての書物を読んでいて，その本の内容に沿っ

て話していないか．教師が，正確に言えるほど充分には子どものことを知らないのではないか．

次に，子どもへ期待できる水準が異なるために不一致が生じることも考えられ，また，養育者により問題とみなすかどうかの閾値が大きく異なることもある．たとえば，親が，子どもは多動であると考えているだけでは，そのことを確証するには不十分である．子どもがどれくらいの時間建設的な行動に熱中できるか，あるいは一定の環境下でどれくらいの時間じっとしていることができるかなど，実際の行動を確認するために，詳細な質問が必要である．両親には，どこまでが正常範囲なのかを判断してもらうより，行動の詳細を想起してもらう方がよいことが多い．このような立ち入った質問をすることにより不一致は解消することができる．

問題によっては，一つの情報源を優先した方がよいこともある．たとえば子どもは，大人が気がつく以上に抑うつ感情を表わしている．両親の評価の方が感度が低いことが多い．従って誰か一人から子どもに明らかに抑うつ的な問題があるという確かな陳述がえられれば，抑うつ症状があると判断するというルールが適用される．対照的な例としては，反社会的行動についてであり，特に両親が同席する場では子どもは否定するかもしれない．このような場合は両親の感度の方が高い．

子どもは，状況が違えば異なる行動をとるので，多くの問題に関して，情報源によって証言内容が異なる．このような状況に応じた行動特異性が，診断のための情報として重要である．たとえば，すべての情報提供者が多動であると証言した場合には，学校のような特定の場面においてのみ多動がみられる場合よりも，多動が神経機能の発達不全に基づくものである可能性が高い．

最後に，注意深い調査や推察をしてもなお疑問が残る場合の最もよい解決方法は，精神科医が子どもの平素の状態を直接観察することである．

3.7 発達障害を持つ子どもの評価

　初めに子どもの発達について年代順に話してもらうと大変都合がよい．しかし，いきなり妊娠と出産について尋ねるよりも，発達において何か順調に進んでいないことに初めて気づいたのはいつか，またその時期に心配するようになった問題は何か，といった質問から始めるほうがよい．特に第1子の場合は，発達上の遅滞や偏奇が現れて長期間経過した後に，両親が心配し始めることがある．あとで振り返ってみて，初めて心配するようになる前までは何もかもが順調であったと思うかどうか，もしそうでなければどんな異常があったのかを尋ねるとよい．最初に徴候が現れた時期とその内容を確認した後に，妊娠時期までさかのぼり，その後現在に至るまでを系統的に聴いていくほうが一般にやりやすい．ほとんどの親は正常に発達している場合には，種々の達成事項がいつ頃達成されたかを正確に記憶していない．しかし，発達遅延がある時には思い出しやすいものである．最初から時間軸にそって順次尋ねていくよりも，こうした側面に焦点を当てるほうが把握しやすいわけである．また，達成事項の時期を明確にする際は，年齢そのものをたどるよりも，よく知られた大きな出来事を当たってみるほうがよい．たとえば，1歳の誕生日には歩いていたかどうか，引っ越した時，初めてのクリスマスの時，あるいは第2子が誕生した時はどうであったかを尋ねるとよい．

　遊び，社会化，言葉に関する発達的側面にはとりわけ注意を払わなければならない．言葉についての発達指標に関しては，親が何について尋ねられているかを具体的に示すことが重要である．親は，あらゆる種類の発音をことばと捉えがちである．とりわけ「ママ」や「パパ」に関してはそうである．従って，以下のように焦点を絞った質問をするのが賢明である．「ママ，パパ以外の意味のある単語を初めて言えるようになったのはいつですか」，「それは何ということばでしたか」，「そのことばの意味を知っているこ

とが，どうして分かりましたか」．最初の単語に加えて，喃語，2～3語文，指さし，身振り，模倣，指示に従うこと，即座にあるいは少し間をおいて反復できるようになったことなどについて尋ねることも大切である．親がかなり明確に記憶している出来事を確認し，その時期に子どもはどのような様子であったかをはっきりさせるようにする．こうしたやり方で，子どもが2歳の時，2.5歳の時，3歳，4歳の時にどうであったかを明確にしていく．

　社会化を，発達上の指標あるいはその時点で獲得される特定の行動という角度から考えようとする親はほとんどいない．従って，たとえば「よちよち歩きのころ，親しみの感情表出の程度はどうでしたか」といった一般的な質問によって話題を提供するのもよいが，特定の年代における社会的関係や社会的反応性について発達上の鍵となる重要な側面の情報を引き出すために，焦点を絞った一連の単刀直入な質問を行うことも必要である．たとえば6～12ヵ月齢の時期に，子どもは話しかけられた時に振り向いて両親の顔を正視したかどうか，抱き上げてもらう時両腕を挙げたかどうか，抱っこされたときぴったり寄り添ったかどうか，ひとりぼっちにされたとき抵抗したかどうか，両親にあやされたときに笑ったり得意そうにしたか，抱き起こされたり抱きしめられたときに心地よさそうにしていたか，見知らぬ人に対して用心深かったかどうかなどについて尋ねる．同じように，よちよち歩きの時期について，子どもは帰宅した親を歓迎して迎えることができたかどうか，転んだりけがをしたときに抱きしめてもらおうとしたかどうか（「子どもはあなたのところへ寄ってきましたか，それともあなたが子どものところへ行かなければなりませんでしたか」），安心感を求める相手として両親と他の人たちを区別していたかどうか，分離不安があったかどうか，おふざけゲームやまねごとゲームをするときにその場その場の気分に浸ることができたかどうかなどについて尋ねる．

　特定の年代の子どもの遊びについて十分な話を引き出すためには，精密な質問をしなければならない．2歳の時点

3.7 発達障害を持つ子どもの評価

で遊びが正常であると判断するには，玩具その他の"物"の使い方について尋ねる．子どもはミニチュア玩具を適切に使用することができたか，車の音を真似ながら玩具の自動車を床の上で押して走らせたか，それともタイヤをぐるぐる回しただけか，手触りを確かめただけか，ごっこ遊びの内容が日ごとに異なり，仮空のものが一連の物語を作るために利用されたか（玩具の車でカーレースをしたり，車庫に駐車させたり，あるいはおばあちゃんの家へ行くために使用されたりしたか）．

遊び，社会的相互作用，言語に関する発達歴を聴取した際には－特に初めの5年間についてではあるが－それらの領域に相応する現在の行動についても同様に明確な情報を得る必要がある．特定の事項について直接的な質問をする前に，子どもの行動の全体像を把握するため，下校後や週末の過ごし方を尋ねる．その時の話が，子どもの内的世界あるいは現実世界の貧困さや豊かさに関するありありとした描写を提供してくれ，また，それらは子どもの行動や経験に焦点が当てられているので，さらに詳細な質問を行うようにする．より適切な評価をするには，表3.2-3.3に示すような，重要な分野が確実に網羅されている系統的なスキームに基づいた質問を行うべきである．

表3.2 現在の社会的相互作用をみるためのスキーム

1. **対象の区別**
   母親,父親,見知らぬ人への異なった反応によって示される.
2. **選択的愛着**
   傷ついたときに誰のところへ行けば安心や慰めが得られるか.
   挨拶,たとえば,親が仕事から帰ったとき
   分離不安
3. **社会的交渉の開始**
   頻度と環境;状況への適合性
   質:注視,表情,熱中性
4. **社会的反応**
   頻度と状況
   質:目と目を合わすこと,表情,感情
   相互関係:相互的な対話
5. **社会的な遊び**
   遊びを楽しめる
   自発的な模倣
   協力と相互性,共有
   感情表出
   他の人といっしょに楽しめる
   ユーモア
   いっしょにはしゃぐこと

表 3.3 現在の遊びについてのスキーム

1. **社会的側面**（表 3.2 参照）
2. **認知のレベル**
   好奇心
   どのように物が機能しているかについての理解
   複雑な操作の獲得：パズル，描画，ルールに従うこと，創意工夫
   想像力：ごっこ遊び，創造性，自発性，物語を話すこと
3. **内容，タイプ，質**
   開始はどうか
   変化があるか，常同的か
   異常な没頭があるか
   異常な対象への愛着があるか
   儀式的，常套的か
   変化することへの抵抗があるか
   常同的な動きがあるか
   人や物の変わった（unusual）側面への関心があるか
4. **注意**
   新しい状況や玩具への定位づけ（orientation）はどうか
   外界からの刺激に対する注意散乱の度合い
   1つの玩具で遊ぶ時間，遊びを変える頻度
   持続性があるか，終わらないうちに遊びをやめてしまうか
   検者から与えられた玩具や遊びを受け入れ，やり通せるかどうか

第4章
精神状態の検査

4.1	成人の精神状態	*88*
4.2	高齢者	*96*
4.3	軽度あるいは中等度の学習障害	*98*
4.4	重度の学習障害	*99*

この章では成人の精神状態の検査について解説する．高齢者（96頁）と学習障害患者（98頁）の精神状態の検査の重要な点についてもここで述べる．成人および子どもの神経精神医学的評価，てんかん，緊張病，緘黙症，昏迷状態の検査など特殊な検査の必要なものについては第5章と第8章で述べる．

4.1 成人の精神状態

精神状態の検査では，患者の行動および精神機能の特徴を引き出す．精神状態の記述にはクリニックや病院内での観察だけでなく面接中の検査で引き出された情報を記録する．面接には三つの側面がある．第一は情報を得ること，第二は医師と患者の相互関係の中で患者を観察すること，第三には支持（support）を与えることである．

面接では，患者はただ恐怖と不安のために重大な情報を述べないままで時間が過ぎることがよくあるので，面接者は常に患者がくつろげるように配慮する．こうした努力により臨床上有用な情報を収集すること以外にも利することが多くある．たとえばよく配慮された面接では，抑うつ状態あるいは不安状態の患者は自分自身の問題を医師に説明する機会を得やすいので，医師が症状を尋ねることで患者

は自分の抱える問題を理解してもらえたと感じることができる．このように，精神状態の検査は，面接者に治療関係をさらに発展させ，共感と支持を与える機会を与えてくれる．患者の精神状態の記載に際して，「正常」，「異常」という用語はそれによって伝達される情報がないので役立つことはほとんどない．このような用語を使う代わりに，下記に挙げる項目のリストに従い，徴候と症状の内容を記録する．こうすることによってそれ以外に収集された情報と照らし合わせて臨床的な判断を下すことが可能となり，また，将来参照する上で，有益なものとなる．

外見と全般的な行動

チャールズ・ディケンズのような天賦の描写能力を持つ医師はほとんどいない．しかし，ほとんどの医師は患者の外見と行動をしかるべく描写する能力を有している．患者がどのような様子で，どのようにふるまうのが観察されたかを，できるだけ全体を，正確に，生き生きと描写するのが目的である．患者の身体的特徴と全般的な行動を描写する：外見と行動はその場にふさわしいか，異様か，不調和か，興奮しているか．通常１日をどのように過ごすのか．患者自身のセルフ・ケア（一般的な清潔さ，髪型，化粧，服装），摂食，睡眠，姿勢，表情（抑うつ，高揚，あるいは不安）についても注目する．リラックスしているか，あるいは緊張して落ち着かないか，行動は緩慢か，ためらいがちか，同じ動作を繰り返しているのか．他の患者，医師，看護スタッフに対してどのようにふるまっているのか．思いやりがあり寛大か，あるいは防衛的，敵対的で，脅すような態度なのか．よく視線を合わすか（good eye contact），気が散りやすいか，無反応か．怖がっているのか，怖がらせようとしているのか．周囲で起こっている出来事に異常に反応しているのか．注意を維持できるか，注意の転導ができるか．

患者は過度に感情的にみえるか（踊ったり歌ったりするのか，引きこもっているのか，涙ぐんでいるか，不機嫌

か；不安で手を固く握っているのか，あるいはリラックスしているか；何かに心が奪われて困惑しているのか，あるいは感情表現がほとんどないか）．幻覚に反応しているようにみえるか．

患者の行動から見当識障害が疑われれば必ず見当識を確認する．動作や態度にはっきりした目的や意味があるか．身ぶり，しかめっつら，チック，衒奇症 (mannerism)，常同症 (stereotype)，ろう屈症 (waxy flexibility)，緩慢，振戦，固縮 (rigidity) などの運動異常があれば記述する．活動性は高いか低いか．活動性は1日のうちで変化するのか，活動は自発的か，何かに誘発されるのか．もし患者の動きが不活発ならば，受動的な動きに抵抗するか，命令に従うか，その他，何か覚醒している兆候があるのか．緊張病，緘黙症，混迷状態にある患者の外見と行動の詳細な記述は特に重要である（それらの記述の詳細については第5章参照）．

話 (speech)

ここでは患者の話す内容よりも話し方の**様式**について考えてみたい．患者は多弁なのか，ほとんど話さないのか．自発的に話すのか質問に答えるだけなのか．ゆっくり話すのか速く話すのか．躊躇しながら話すのか，早口に話すのか．要点をついて話すのか，話題が広範囲に広がるのか．話は一貫しているのか，心配そうに話すのか，話があちこちに飛ぶのか，話は中断しがちで散漫なのか，突然黙ってしまうのか，話題がしばしば変わるのか，手近な出来事や物事について適切に説明しているのか，それとも奇妙な言葉や構文，リズム，語呂合わせ，音連合 (clang association)*を用いるのか．話題によって患者の話し方は変化するのか．患者の話し方は単調か，あるいは夢中になって話すのか (lyrical)．観念奔逸 (flight of idea)，思考途絶 (thought brock)，思考の逸脱 (derailment)，思

---

*訳者注：意味の違いには関係なく，音の類似をもとに関連付けることをいう．

考錯乱 (incoherence)，たわごと (drivelling)，反復言語 (reiterations)，保続 (perseveration)，言語新作 (neologisms)，錯語 (paraphasias) などの異常があればその場で**その言葉通りに記録する**．たとえば患者に言語新作がみられたかどうかについて判断を下す場合，面接者の意見よりも患者が実際に話した実例の方が有用である．患者が書いたもので異常が見られるものは，貼り付けるか，記録しておく．

気分

前述した患者の外見，自発的運動，姿勢，全般的な行動は，同時に患者の感情の兆候も示す．さらに，「自分自身の気持ちはどういう感じですか」「気分はどうですか」「やる気はどうですか」などの質問に対する答えを記録する．抑うつ気分が疑われるときは以下の症状の有無について明確な質問をする：涙もろさ (tearfulness)，悲哀感 (sadness)，気分の日内変動 (diurnal variation of mood)，入眠困難と中途覚醒 (initial and middle insomnia)，早朝覚醒 (early morning wakening)．自殺念慮や自殺の計画，将来に対する姿勢，絶望感，自尊心，無価値感 (worthlessness)，罪悪感．また，食欲，体重，活力，意欲，性欲などの低下あるいは便秘についても記録する．感情には，単に幸福感あるいは悲哀感だけでなく，不安，恐れ，不信感，困惑など，多様な感情のバリエーションが表出される．面接中に，感情面で安定しているか，感情を変化させるものがあるとすれば何か，患者が話す内容に患者の感情が適切に対応しているかどうかを観察する．感情の平坦さ，あるいは不安定さがあると判断されれば，その証拠となる事項を記載し，患者が自分の本当の感情を隠していると推測されれば，その徴候を明記する．

躁状態に関連する症状や行動（高揚気分，睡眠・摂食の必要性をほとんど感じないこと，有り余る活力，むこうみずな行動，同時に複数の仕事を始めいずれも完成させずにいること，注意散漫)，および不安に関する症状や行動

(振戦，口渇，いらいら butterflies，かすみ目 blurred visions，発汗) も評価しここに記録する．

思考内容

　ここでは患者の思考形式よりも**思考内容**について考えてみたい．「主な心配事はどんなことですか」と質問したときの患者の答えを要約する．過去，現在，将来に病的な思考，不安，気がかりなことがあるか．心配事のために注意の集中や睡眠が邪魔されていないか．恐怖症，強迫思考，強迫行動，強迫的儀式があるか．

　異常な思考について包括的に記載する．異常な思考の促進因子，発症の仕方，期間，日常生活への侵入度 (intrusiveness)，頻度，気分と調和しているか，固定度 (fixity)，患者の生活機能に対する影響を記録する．その患者に恐怖症，強迫思考，強迫行為，優格観念，関係念慮，妄想（させられ妄想 delusion of passivity，憑依思考 thought possession を含む）があったかどうか，将来この記述を読んで判断できるように，これらの症状に関する記述は十分に行われなければならない．また，これらの症状についての記述はすべてこの項目の中に記録する．

　患者自身あるいは他者に対して危害を加えることに関連した思考についての評価もこの項目に含めるようにする．このような考えは容認されると思うのか，また，そうした考えの始まりから，頻度，計画，準備，傷つけたいという願望などを含めて患者の意図について詳細な説明を記録する．患者はこのような考えを実行することができると信じているかどうか，またこのような行為を防ぐ要因があるかどうかについても患者に尋ねる．

異常な信念と出来事に対する解釈

　普通みられない，あるいは異常な信念について，その内容，発現様式，固定の程度を特定する．
・環境と関連したもの：たとえば関係念慮，誤った解釈あるいは妄想：迫害されているという信念，特別な方法で扱

われたり実験台にされているという信念
・身体と関連したもの：たとえば身体が変化しているという考えあるいは妄想したもの
・自分自身と関連したもの：させられ妄想 (delution of passivity), 被影響妄想 (delusion of influence), 考想察知，自己への侵入妄想 (thought reading, or intrusion)

環境，身体，自己に関する異常体験

認知の異常をここで記録する．
・**環境に関するもの**：聴覚，視覚，嗅覚，味覚，触覚などの各系に生じる幻覚または錯覚．既知感 (feeling of familiarity), 未知感 (feeling of unfamiliarity), 現実感喪失 (de-realization), 既視体験 (déjà-vu).
・**身体に関するもの**：死人のような感覚 (feeling of deadress), 痛み，その他の身体感覚の変化，体感幻覚
・**自己に関するもの**：離人感，思考過程における混乱の自覚，思考途絶，思考制止，自生思考など

これらの体験の始まり，内容，鮮明さ，現実味，持続期間その他の特徴を記録する．また，これらの症状がどんなときに起きるかを記録する．たとえば夜に起きるのか，一人でいる時，眠りに入る時，起きている時など．認知の異常が患者に及ぼしている意味と感情面への衝撃とともに，原因に対する洞察と増悪させたり改善させる要因を確かめる．

認知機能

すべての患者に対して，認知機能を手短に評価する．認知機能はその人の病前の知能に関連する（102-113頁参照）．器質性脳疾患の疑いのない若い患者に対しても，見当識，注意力，集中力，記憶に関する検査を施行する．高齢の患者については高齢者の評価（96頁）の項目を参照のこと．認知障害や脳疾患が疑われる時は，さらに詳しい検査が必要である（第5章参照）．

見当識

患者に見当識障害が疑われる場合は，患者の名前と身元（identity），現住所，現在の時間，日付に関する質問の答えを記録する．

注意と集中

患者の注意が容易に高まり，持続するか．集中できるか，気が散りやすいか．集中力や注意力の検査として，患者に曜日や月を逆唱してもらったり，繰り下がりのある簡単な計算，例えば112から25を引く，または100から7を順に引いていく（患者の答えを記述し，かかった時間を計る）．あるいはいくつかの数字の順唱および逆唱をさせる．数字は，同じ調子で1秒ずつ間をあけて読み上げる．各々の問題がどのくらいできたかを記録する．

記憶

すべての例で，患者が自分自身の生活について説明することを他の人から得られた情報と比較したり，患者の話の中の欠落や矛盾を患者がどう説明するかを尋ねることで，記憶力を評価する．病院に入院した時，あるいは入院後に病棟で起こった出来事など，最近の出来事についての記憶があるかどうか特に注意する．特別の出来事とそれが起こった時期，最近あるいは過去の出来事に対する記憶が選択的に障害されているときは，それらを詳細に記録すべきである．患者自身が自分のもの忘れに対してどのような態度を示すか，また特にどんなことを忘れているのかを調べる．作話や誤った記憶があれば，それを記録する．作話の場合，自然に作話しているのか，ただ暗示に反応して行われるのか．逆行性健忘や前行性健忘は頭部外傷やてんかんとの関連性を含めて詳細に特定する．

知能

患者の生活史，一般的な知識，教育歴や職業歴などから患者の知能を推測する．これらの情報が不明なときは，一

般的知識や理解を調べる簡単な検査,および患者の経験や関心事などから評価を行う.学生時代の読解力,書字力,数学的能力の成績を評価することで,患者の知能を間接的に知ることができる場合もある.客観的な方法としてはIQ を計算できる Mill Hill Test や Progressive Matrices Test がある.これらの検査の結果と,実際の患者の読み書きや計算の能力の評価から推測される能力の間の不一致や言語性知能よりも動作性知能の著明な低下がある場合は,何らかの障害が疑われる.

病気,困難さ,将来についての患者自身の評価

現在の状態に対する患者の態度はどうか.患者は身体の病気と考えているのか,知的あるいは精神病的な病気と考えているのか,それとも神経症的な病気と考えているのか,また治療が必要と考えているのか.何が原因だと考えているのか.患者は自ら起こした間違いや検査時の間違いに気づいているのか,患者は自分の状態を付随する様々な問題も含めてどのように考えているのか.また患者は以前の体験や精神疾患についてはどのように考えているのか.患者は病気とストレスとの間に関係があると認識できているのか,できているとしたらそれは自然にできたのか他人に言われてからか.患者の態度は建設的か非建設的か,現実的か非現実的か.経済状態や家庭の問題を話し合うとき患者の判断は適切か.退院したら患者はどんなことをするつもりなのか.退院後の指導やケアに対する患者の態度はどうか.

患者に対する面接者の反応

ここでは,患者の行動によって面接者が受ける反応について短くまとめておく.患者は面接者に同情,心配,悲哀,不安,いらいら感,挫折感,じれったさ,怒りなどの感情を起こさせたか.面接者は自分の中に起こった反応をコントロールするのが容易であったか難しかったか.面接者がそれらの反応をコントロールすることができなかった

としたら，それはどうしてか．

4.2 高齢者

多くの高齢者に認知機能評価を施行しようとする際，以下のような工夫をすれば嫌がられることはほとんどない．まず，患者が記憶や集中力について問題を感じたことがあるかどうか尋ねることから始める（もしあれば，記憶や集中力の問題でどんなことに困ったか，またどのようなことを忘れたのかを尋ねる）．こうしたやりとりの後であれば，認知機能の評価を行うことに納得が得られやすい．次いで，以下のような事前の説明が有用である：「これから記憶と集中力に関するいくつかの質問をします．質問の中には大変簡単なものもあれば，かなり難しいものもあります．しかし，誰に対しても同じ質問を行っています」．

痴呆を有する高齢患者は，精神状態についての検査を受けることを嫌がったり，いらいらしたり，理由なく検査を拒否することがある．また，「私はそのようなことに興味はない」などと言い，穏やかではあるが検査を受け入れないこともある．患者は障害をカムフラージュするためにこのような態度をとることがあるので，面接者はこうした事態をうまく慎重にとり扱う必要がある．このような場合，患者以外からの信頼できる情報が大変貴重である．

患者が検査を受けることに同意した場合，Mini-Mental State Examination（MMSE）のような短い認知機能のスクリーニングテストを施行する（付表2を参照）．MMSEは痴呆の障害の重症度についておおよその情報を提供してくれ，MMSEが高得点であればたいした認知障害はないことを示すエビデンスとなる．また将来認知機能の評価を行う場合，以前の認知機能の情報が役に立つ（現在のスクリーニングテストの得点を以前の得点とのコンテクストの中で比較できるので，どこで評価を受けたにしても以前の評価結果を得ることが重要である）．

MMSE の得点の解釈（付表 2 を参照）

このようなスクリーニングテストの得点を解釈する場合，その患者の教育歴，読み書きの能力のレベル，感覚機能の障害を考慮することが重要である．たとえば良好な学業成績の人では，臨床的に明らかな痴呆症状を認めた場合でも，MMSE で依然最高得点を取ることがある．残念ながら，これらのスクリーニングテストの異文化間の妥当性について十分なものは得られておらず，テストの結果の解釈には注意を要する．

MMSE はジョン・ホプキンス大学で神経疾患患者に用いることを目的に開発された．しかし幅広い領域での有効性が示されている．得点が 23 点以下であれば痴呆の可能性が示唆される．MMSE は年齢，教育歴，社会経済的状況の影響を鋭敏に受ける．義務教育を途中で止めた 70 歳以上の患者の場合は，カット・ポイントを 3 点下げる．

MMSE のような認知機能のスクリーニングテストは，記憶障害あるいは前頭葉機能障害といった特殊な認知障害に関してはほとんど有用な情報は得られない．このような認知障害が疑われた場合は，第 5 章に示す詳細な評価を行う．

感情状態

高齢の重症うつ病患者の中には抑うつ気分を否定する場合があり，かわりに不安症状，身体症状，解離症状，認知障害など別の著明な症状を示すことがある．

精神病症状，問題行動

これらは，情報提供者から明らかにされる．

身体的検査

高齢患者は身体疾患に罹患していることが多いので，十分な身体的検査を行う必要がある．虐待の結果として起る外傷の徴候には特に注意を払うこと．

環境

患者を患者の自宅で評価する場合は，自宅環境の調査も行う．これは自傷・他害の危険性の程度を評価する上で重要である．身の回りを構わないこと（self-neglect）はどんな疾患の診断の決め手にもならない．痴呆だけでなく重篤な精神疾患にも起りうる．

- 住居はきちんと修理され装飾されているか．
- 住居は安全か．
- ガス，電気，水は供給されているか．
- 十分な暖房や照明が備わっているか．
- ガスが点火されないまま放置されていないか．
- 患者が喫煙者の場合，火のついたタバコをぞんざいに扱っている形跡はないか．
- 必要なときに患者は助けを求めることができるか（たとえば中央警報システム）．
- 軽食や温かい飲み物など必要最小限の食べ物が自宅にあるか．
- 尿便失禁の形跡があるか．
- ペットはよく世話されているか．

4.3 軽度あるいは中等度の学習障害

詳細にみると，学習障害患者にはある程度の発達遅延が見られる．精神状態についての詳細な検査が不可欠である．これは簡単なことではないが，観察によっても多くの情報が得られる．

感情障害や精神病の初期には，行動変化としての症候が現れる．たとえば，軽躁状態の時の過活動，うつ状態の時の引きこもりである．自閉症の人が抑うつ状態になると，いっそうコミュニケーションがとりにくくなり，一段と自閉的になる．

異常な精神状態が一過性に断片的に現れることがあるので，継続的な観察が異常な症状を捉えるために必要であ

る．ただし，特殊な症候群を見つけることに時間を浪費すべきではない．

4.4 重度の学習障害

　軽度，中等度の学習障害患者には通常の精神状態検査を施行することが可能である．しかし，重度の学習障害患者は著明なコミュニケーションの障害を伴っていることが多い．したがって，危険な行動の誘発因子となる痛みや身体疾患を除外する必要がある．身体疾患もしくは精神疾患の最初の徴候は，以前からあった症状や行動の増悪である．たとえば，自閉症患者における感情障害の発症は，最初は単に自閉症症状が強くなることである．以前からある障害（たとえば言語障害など）は典型的な精神症状の表出をおおい隠す可能性がある．例えば，うつ病が疑われるときは，睡眠，食欲，体重など植物神経系の症状に注意する．精神症状を詳細に規定することが困難なこともあり，このような場合は診断は可能性をめぐるバランス（probability）に基づいて行われる．

注意：診察記録はすべてに署名し，日付を書き込むこと．

第5章
神経精神医学的評価

- 5.1 病歴 *100*
- 5.2 精神状態検査 *102*
- 5.3 神経学的検査 *114*
- 5.4 5歳以上の子どもの
  神経学的スクリーニング検査 *114*
- 5.5 緘黙症あるいは接近困難な患者 *121*
- 5.6 緊張病患者 *125*

5.1 病歴

病歴は患者の状態の縦断的な眺望を与えてくれ，通常病歴から診断名が示唆される．検査は，病歴から疑われる診断を確認するために行われる．しかし少数ではあるが，病初期であったり，非器質性の特徴が目立つ症例では誤った診断を下してしまうこともある（たとえば精神病性障害，転換性障害，虚偽性障害など）．疾病の経時的な変化は診断を下すうえで最も有用である：発症様式と前駆状態，および進行（罹病期間と変動）に焦点を合わせる（表5.1）．

病状の把握

最初に変化に気づいたのはいつか．誰が最初に気づいたか．日常生活にどう影響したか．医療サービス機関を受診した理由はなにか．その段階で介入した効果はあったか．症状を悪化させたり緩和させる因子はあったのか．

患者以外の情報提供者からの情報は，疾病の発症や経過を確認する上で重要であり，特に認知障害や意識障害の疑いのある場合は大切である．患者以外の情報源としては，

表5.1 神経精神医学的障害の経過と診断

経過のパターン	診断
急性増悪と完全回復	一過性脳虚血発作（transient ischaemic attack），てんかん，一過性全健忘（transient global amnesia）
緩徐進行	アルツハイマー病，ハンチントン病，パーキンソン病，正常圧水頭症
急速進行	脳炎，脳腫瘍，頭蓋内圧亢進，脳膿瘍
階段状増悪	血管性痴呆，多発性硬化症
日内変動	重症筋無力症
症状不変	自閉症，アスペルガー症候群，脳性麻痺

患者と接触したことのある医療専門職以外に，患者の家族，友人，職場の同僚などである．

家族歴

発作，記憶障害，痴呆，その他の神経障害はないか．

生活歴

・出産時の産科的合併症はなかったか．
・歩行や会話その他の発達に遅れはなかったか．
・学習障害はなかったか．
・学校の成績はどうであったか．
・職場での業務遂行能力低下はなかったか．
・職場で有害な物質を扱うことはないか（たとえば鉛や有機溶剤など）．
・アルコールを含む嗜好薬物（recreational drugs）の使用があれば，その使用量，頻度，投与方法（静脈注射など）はどうか，長期間使用していれば，使用パターンはどうか．

既往歴（表5.2）

子どもの頃の感染症，発作，頭部外傷の既往を尋ねる．

第5章 神経精神医学的評価

表5.2 器質性障害と神経精神医学的続発症

てんかん	発作に関連した精神病状態（発作前，発作中，発作後），トッド麻痺（Todd's paresis）
頭部外傷	性格変化，精神病状態，脳震とう後症候群
膠原病	痴呆，抑うつ状態，精神病状態
甲状腺疾患	不安，抑うつ状態，痴呆
糖尿病	低血糖エピソード，脳血管障害，痴呆
心臓血管疾患	低酸素状態によるせん妄，睡眠時無呼吸
外科手術および麻酔	低酸素エピソードによる認知障害

意識を失ったことがあるか．もしあれば，持続時間はどれぐらいか，記憶の空白は意識消失の前か後か．これまでに神経内科医や内科医にかかったことがあるか．

服薬歴（表5.3）

これまでに薬の副作用はなかったか．

5.2 精神状態検査

精神状態検査は，患者が診察室に入室するときから始まる．精神状態検査から患者の横断的な状態像が得られる．患者を急がせず，協調性の程度を記録する．認知障害が疑われる時は，苦労して病歴をとるよりも先にすべての認知検査を行う．もし明らかな意識レベルの低下が存在する場合は，グラスゴー昏睡スケール（Glasgow Coma Scale, GCS）を使って経過を評価する（言語・運動反応，開眼のそれぞれの最良の反応をもって評価）．

認知機能検査

病前の知能を考慮に入れて評価する．

表5.3 神経精神医学的障害に関与する薬物

薬物	関連する神経精神医学的障害
抗精神病薬, 制吐剤	運動障害
リチウム	振戦, 錯乱, 運動失調
抗精神病薬	悪性症候群（発熱, 筋硬直, 自律神経症状, 意識低下）
SSRI*, MAOI*, TCA*, リチウム	セロトニン症候群（落ち着きのなさ, 精神状態の変化, 腱反射亢進, 振戦, けいれん発作, 筋硬直, ミオクローヌス）
アンフェタミン, 食欲抑制剤	不安, 不眠, 精神病状態
ステロイド	錯乱, うつ状態, 精神病状態
ベンゾジアゼピン	依存, 錯乱, 失調, 離脱症候群
アンフェタミン, コカイン, LSD	精神病状態
アルコール	依存, 離脱症候群, ウエルニッケーコルサコフ症候群, 運動失調, 末梢性ニューロパチー, 意識レベルの低下, 痴呆, 頭部外傷, 急性および慢性硬膜下血腫
抗てんかん薬	錯乱, 運動失調, 精神病状態(特に vigabatrin)

*SSRI：選択的セロトニン再取り込み阻害薬, MAOI：モノアミン酸化酵素阻害薬, TCA：三環系抗うつ薬

見当識

失見当識は大脳機能不全の鍵となる指標であり, 意識レベルの変化を反映する. 時に関する失見当識は, 急性器質性反応（acute organic reactions）の指標とみなされている.

・**時, 場所および人物**－患者はそこに居合わせている人が誰か, 今どこにいるか, 今日の日付と時間を認知しているか.

注意と集中力

注意力と脳の情報処理能力を検査する．注意と集中力の検査は，見当識の評価とともに，患者の意識レベルを評価する手段でもある．

- **逆方向からの暗唱**－たとえば1週間の曜日を逆から言ってもらう．あるいは，'WORLD'の綴りを逆から言ってもらう．
- **7シリーズ（serial 7 s）**－100から7を連続して引き算する．
- **数字の順唱と逆唱**－検者はそれぞれの数字を同じ調子で1秒間隔に患者へ伝える（平均では順唱は7桁）．

言語能力

構音障害（dysarthria）とは発語に関係する神経・筋の障害によって起こり，うまくしゃべれないことをいう．**失語症**（dysphasia）と診断する前に，構音障害かどうかをきちんと評価する．失語症は大脳皮質における言語機能の部分的な障害である．**受容性失語症**[1]（receptive dysphagia）は，周囲にあるものを患者に指し示すように指示するか，あるいは短いことばで一連の指示をして，これに対する反応をみることで診断できる．**表出性失語症**（expressive dysphasia）[2]では患者に日常使う物品，たとえばペンや時計の名前，あるいはそれらの部分の名前を質問することで検査できる（**命名失語** nominal dysphasia）．自分で何か文章を書けるかどうかを検査するのもよい．利き手を調べておくことを忘れないようにする．というのは右利きの人の95％と左利きの人の過半数は左大脳半球優位に言語中枢があるからである．

復唱

「West Register Street」あるいは「no ifs, and, or buts」を復唱できるか．これは構語障害の検査であると同時に，

---

[1] 訳者注：主として言語理解の障害
[2] 訳者注：主として言語表出の障害

話しことばの入力と出力の結合が正常かどうかを調べる検査でもある．

理解力
- **簡単な指示に対する反応**
  (a) 指示に従って正しく指さすことができるか（たとえば，周囲にある物品など）
  (b) 単純な命令をすぐに実行できるか（たとえば，物品を拾い上げる，舌を見せるなど）
- **複雑な指示に対する反応**
  1枚の紙を3つに破る（Marie's 3 paper test）．

言語導出（word finding）
- **一般的な物品および珍しい物品の名前がいえるか**（たとえば腕時計の部品，室内にある物品）

  これは命名失語（nominal dysphasia, 日常会話で用いる言葉を引き出す能力の低下）の検査である．命名失語のみの言語障害ということもある．この障害を隠すために用いられる回りくどい言いわけに注意する．

音読
- 音読の間違いに注意する（また構音障害と失音調 dysprosody にも注意）．

書字
- **自発的な書字能力を検査する**と同時に，患者が書いた文のなかに代用語（substitution），保続（perseveration），綴りの間違い，文字の反転（letter reversal）がないかチェックする．患者が今読んだこと（たとえばニュースの記事など）について何か感想を書いてもらうことは，患者の理解力の検査にもなる．

記憶
  健忘（amnesia, 後天的記憶障害）とは，情報や出来事

の記銘 (registering), 保存 (storing), 想起 (recalling) あるいは認識 (recognizing) の障害である. **部分健忘** (focal amnestic state) は他の認知機能は比較的保たれている状態で起こり, **全般性健忘** (diffuse amnestic state) とは対照的である. どちらも**心因性健忘** (psychogenic amnesia) とは質的に異なる. 記憶障害は特に大脳皮質の機能不全の鋭敏な指標である. 患者は想起障害を伴う陳述記憶 (explicit memory) の障害があるが, 手続き記憶 (implicit knowledge, 手続きやスキル) は保たれていることがある. たとえば慣れ親しんだ近所では道を間違えることはないのに, 道筋を想起する (説明する) ことはできないなど.

即時記憶 (あるいは超短期記憶)
　数字の復唱ができるか (前述)

最近の出来事
・一連の出来事を時間経過に沿って想起できるか (たとえば面接内容のあらすじ)

新たな学習
・氏名と住所

　無関係な氏名・住所を告げ, 即座に再生できるかどうか (**記銘力**), 患者の答えをそのまま記録する (必要なら繰り返す). 間違いがあれば, 再度氏名と住所を告げる. 他の認知機能検査を行い, 3〜5分後あらためて氏名と住所を尋ねる (想起). 患者の答えをそのまま記録する.

・想起 (単語対による連想 paired association): **ヒントがある場合とない場合** (free and cued)

　患者に6〜10個の対になった単語 (たとえば色−青, 花−スイセン) を提示するか, あるいは異なるカテゴリーに属する3つの言葉 (たとえば車, 川, 猿) を想起させる簡単な検査を行う.

　自発的な想起ができない場合, 言葉でヒント (cue) を

与えると，記憶の保持の検査となる．患者の成績が改善する場合は，想起の障害が示唆される．単語の意味の関連を考えることが想起を促進させるので，情報処理能力も検査されている．これらの検査は，不安の強い患者や混乱している患者に特に有用である．

・バブコック文章テスト（Babcock sentence）

患者の知的レベルにふさわしい文を復唱してもらう．患者の知的レベルにふさわしい文とは，たとえば

・**低**（dull：11歳の子どもの50％）：「昨日私たちは，車に乗って橋を渡る道に沿って走った」

・**低-平均**（dull-average：13歳の子どもの50％）：「その飛行機は着陸するために準備された場所に注意深く着陸した」

・**平均**（average：15歳の子どもの50％）：「赤い頭のきつつきは巣から若いきつつきを追い出そうとしてひどい騒ぎを起こした」

・**優秀な知能**（superior intelligence）：「国が豊かで卓越したものになるのに必要なことの一つは，十分な木材の安定した供給である」

正確に再生できるようになるのに繰り返した回数を記録する（上記の各レベルは，各々3回文章を復唱すると，完全に再生できる必要がある）．

一般的な知識

・**語義（概念的）記憶** － たとえば過去および現在の有名な人物の名前，よく知られている日付（記念日など），場所，出来事など

・**エピソード（個人的）記憶** － その人に特有の事柄（たとえば面接者の名前，面接が始まってから面接者が尋ねたことなど）

非言語的記憶は，患者に十字架や特定の時刻を示す時計などの簡単な図形を模写させ，5分後に再生するよう指示することで評価する．最初の模写は記銘力と同時に**構成力**（constructional praxis）を検査できる．

失行 (apraxia)

失行とは末梢運動系および感覚器が正常であるにもかかわらず，自分の意志通りの行動ができないことをいう．構成失行の症例以外は失語を伴わない失行はまれである．

- **姿勢を模倣したり行動をまねる能力**（たとえばバイバイと手を振る）．
- **患者に一連の複雑な協調動作を必要とする行動を行うよう指示する**（たとえば便せんを折りたたんで封筒に入れる）．

観念運動失行（ideomotor apraxia）とは，単純で調和のとれた一連の動作を自発的には実行できるのに，それを口頭で命令されるとできないことをいう．**観念失行**（ideational apraxia）は，意図的に複雑で調和のとれた一連の動作を実行することは不可能であるが，個々の動作を行うことは可能な失行をいう．**構成失行**（constructional apraxia）については上記の検査を行う．**着衣失行**（dressing apraxia）は情報提供者からの情報や患者に実際に服を着てみてもらうことで明らかになる．**歩行失行**（gait apraxia）は継ぎ足歩行検査（tandem gait test）で評価する（神経学的検査を参照）．

視空間認知機能 (visuospatial function)

失認（agnosia）は，まれで複雑な障害であり，知覚的な認知機能が障害される．感覚伝達系や感覚器が正常であるにかかわらず，感覚刺激の意味を理解できない．全ての感覚が障害されうるが，視空間認知の障害が比較的よくみられる．

- **物品間の距離の推測**－大体の距離を言ってもらう．
- **図形の模写**－構成能力を検査する．
- **フリーハンドの描画**－時刻表示のある時計盤を描く．
- **物品を描写し，それが何かを説明する能力**

視空間失認（visuospatial agnosia, 広義には構成失行とほぼ同義）と**半側無視**（hemi-neglect）は模写した図

表 5.4 頭頂葉障害の特徴

	障害	症状
優位半球	失語 (dysphasia)	受容性失語 (receptive dysphasia)
	ゲルストマン症候群 (Gerstmann's syndrome)[1]	手指失認、失算、左右識別障害、失書
	地誌的見当識障害 (topographical disorientation)[2]	道に迷う、新しい道筋を覚えられない
非優位半球	失認 (agnosia)	視空間失認[2] (visuospatial agnosia)：視覚情報を認知できない
		相貌失認[2] (prosopagnosia)：人の顔を認知することができない（後頭葉障害とも関連）
	失行 (apraxia)	構成失行 (constructional apraxia)：立方体など図形の模写ができない
	身体イメージの障害	病態失認[2] (anosognosia)：麻痺した四肢を認識できない
		無視[2] (neglect)：半側無視、たとえば顔の半分しか髭をそらない、時計の半分しか描くことができない

[1] 臨床症状よりも多肢選択的な検査によって確認される。
[2] 偏側性が明確というわけではないが、右半球障害のほうが一般的かつ重症である。

表 5.5　頭頂葉傷害に伴う神経症状

障害部位	症状
視放線	同側下四分の一半盲（後頭葉障害を含む）
感覚皮質	反対側の障害（立体認知不能，2点識別覚の低下）
知覚競合	視覚系，感覚系への注意不能

形の一部が脱落することで示される．患者が視覚で物品を同定できず，物品の名前を言えない場合（しかし，他の感覚を通してその物品を認識できる），視覚性物品失認（visual object agnosia）が存在するといえる．

　立体感覚失認（astereognosia）は立体を認識できないことであり，鍵などの身近な物品を患者の手に握らせ認識できるかどうかを検査する．**皮膚書字覚失認**（agraphognosia あるいは agraphaesthesia）は，たとえばペン先を引っ込めたボールペンで手掌になぞった数字を認知できないことをいう．

前頭葉機能の検査

　前頭葉障害のエビデンスは，行動障害，性格変化，実行機能障害（たとえば目標を設定した行動を計画したりモニターすることについての障害）などの病歴により示唆される．以下の検査の妥当性と信頼性にはなお議論の余地がある．

・ことばの想起の流暢性（verbal fluency）－おなじカテゴリーに属することばを見いだす能力である．たとえば頭文字がFの単語をできるだけ多くあげるといったもの（FAS test：1分間で平均10個の単語を挙げることができる）．

・運動の連続性（motor sequencing）－ルリアの握りこぶし－手刀－てのひらテスト（Luria's fist-edge-palm test）で評価する．最初に握りこぶし，次に手刀，最後にてのひらと手の動作の順番を患者に示し，これを少なくとも30秒間まね続ける検査を施行し評価する．左右の手で順番を

表 5.6 側頭葉障害の特徴

	障害	症状
優位半球	受容性失語 (receptive dysphasia)	言語理解の障害[1]．後頭葉障害で生じる失読・失書を含む
	記憶障害 (amnestic syndromes)	特に言語的なもの
非優位半球	視空間障害 (visuospatial deficits)[2]	例えば，物品（視覚失認）や顔（相貌失認）の認知
	失音楽症 (amusia)	音楽のメロディ，リズム，感情的な内容が理解できない
	記憶障害 (amnestic syndromes)	特に非言語的なもの

[1] 上部の障害でより重篤
[2] 左右差は強くないが，右半球障害でよくみられる重症である．

第5章 神経精神医学的評価

表5.7 側頭葉障害に関連する神経症状

障害部位	症状
聴覚皮質	皮質聾
視放線	同側上四分の一半盲

表5.8 前頭葉障害の特徴

機能	症状
社会的行動	脱抑制,注意散漫,精神運動性活動の緩慢さ[1]
動機づけ,計画,実行	意欲の欠如[1],目標設定能力の貧困さ,学習能力の低下
構成すること,問題解決	判断の間違い,予測に失敗すること,保続 (perseveration)[1,3]
順応,注意の転導	破局的な反応[1],予想外の出来事に順応できない[1]
人格変化[2]	なれなれしさ (over-familiarity),無神経さ,浅薄な多幸[1],
性的逸脱	

[1] 躁状態との鑑別に役立つ特徴

[2] 2つの亜型がある:偽抑うつ−無動 (pseudo-depressive-akinesia, 障害部位は外側前頭部) と偽反社会性−脱抑制 (pseudo-psychopathic disinhibition, 障害部位は内側眼窩部)

[3] 訳者注:表5.10参照

かえて学習効果が出ないように注意する.この検査の間違いの原因としては不安が最も多い.運動の保続 (motor persevation) を観察する.

・抽象思考と概念化

(a) ことわざの意味を説明できるか.たとえば,「ガラス張りの家に住む人は決して石を投げてはならない People in glass houses shouldn't throw stones.」

表 5.9 前頭葉障害に関連した神経症状

障害部位	症状
ブローカ野	優位半球の障害では運動性失語
前中心回運動野	反対側片麻痺
補足運動野	頭部や眼球運動の麻痺（頭部と眼球は傷害側へ変位）は傷害急性期のみみられる．数日後には代償性変化がおこる
中心傍小葉	腸管・膀胱機能障害
視神経	同側視神経萎縮（反対側の眼底にうっ血乳頭を伴う場合，フォスター・ケネディー症候群 Foster-Kennedy syndrome という）
嗅神経	嗅覚脱失

（訳者注：「すねに傷を持つ人は他人の悪口を言うなかれ」と同義）．

(b) 概念の違いを説明できるか．たとえば子どもと子びとの違い．

・**認知評価力検査**（cognitive estimates test）：たとえば，自宅の部屋の中で最も大きい物は何か．

後頭葉障害

この部位の障害によって視覚的な認知が難しくなる以外に，単純もしくは複雑な幻視が出現しうる．

脳梁障害

脳梁離断症候群と重篤で急速な知的能力の低下が生じる（脳梁前部）．

間脳と脳幹の障害

コルサコフ型健忘（特に中心深部），水頭症による2次的な知的能力低下を伴う**急速進行性の痴呆，前頭葉症候群**（病識は保たれる），過眠，感情易変性，昏迷，無動性無言，偽性球麻痺，視床下部障害．

5.3 神経学的検査

検査が医師や患者にとって骨の折れるようなものであってはならない．頭からつま先まで型どおりの神経学的所見をとることよりも，下記に示す神経精神医学的スクリーニングをおすすめする．患者が字を書くのをみて，**利き手**を記録する．また，左右の区別ができるかどうか検査する．随意運動を検査する良い方法は**歩行**を行わせてみることである．また，「綱渡りをするように継ぎ足で歩いてください」と指示する（**継ぎ足歩行検査** tandem gait test）．

患者の座っている姿勢，あるいは休んでいる時の姿勢で不随意運動を観察する．**反射**は，患者を座位あるいは臥位にしてハンマーを用いて素早く検査する．腱反射亢進の最も多い原因は不安である．

バビンスキー反射が陽性の場合，上位運動ニューロン障害が考えられる．原始反射については表5.10に示す．病歴から神経障害が疑われれば，**筋力**と**感覚**の検査を行う．おそらく末梢性ニューロパチーが最も一般的にみられる所見であり，糖尿病，アルコール，鉛中毒などを考慮する．**脳神経**の検査は表5.13を参照．

5.4　5歳以上の子どもの神経学的スクリーニング検査

身体疾患やその既往がある子ども（たとえばてんかん）では，上記の簡易なスクリーニング検査ではなく，十分な神経学的検査を行う必要がある．

1. 通常の歩行を観察する．
2. 子どもに以下の動作のまねをさせる．
   (a) 継ぎ足歩行
   (b) つま先歩行（3歳以上で可能，通常8歳以上では共同運動はみられない）
   (c) 片方の足でぴょんぴょん跳ぶ（3-4歳で可能）

5.4 5歳以上の子どもの神経学的スクリーニング検査

表 5.10 その他の前頭葉検査

検査	反応
原始反射	
把握反射	傷害の反対側の手掌を橈骨側から尺骨側にかけてこすると手指を屈曲し手を握る.
口とがらし反射	上唇の中央を直接叩くか,上唇の中央に置いた舌圧子の上から軽く叩くと口をとがらせる.
手掌頤反射	拇指球をこすると,同側の頤(オトガイ)筋の収縮がみられる.
交互タッピング	簡単なタッピングのリズムを理解することができるか,リズムを変えるように指示された場合それについていけるかどうか.例えば「ABABAB」から「AAB-BAABB」へのリズムの変更.
保続	運動性または言語性.最後に指示された動きあるいは言葉をくり返すことをやめられない.
相互協調性 (Reciprocal coordination)	手本を見せずに両手を同時によどみなく速く動かせるか.

　　(d) 紙のボールをける
3. 手や顔などの形成異常を観察する.
4. 拇指で他の指を順番に触れさせる.両側の拇指と他の指の協調運動を検査する(ほとんどは6歳,もしくは5歳で可能となる.鏡像運動は10歳以降に消失する)
5. 手の急速な交代運動,すなわち回内,回外運動を左右それぞれ15秒間行い,拮抗運動反復不全(dysdiadochokinesis)を確認する.
6. 検者の指を触らせることを,左右の手でそれぞれ3回ずつ行う(3歳以上で可能,7歳以上では閉眼で可能).振戦や一定したずれを記録しておく.

表 5.11 姿勢と歩行の評価

障害	外見	確証となる兆候	神経精神医学的関連性
片麻痺	胸と手の屈曲・内転	筋緊張亢進、腱反射亢進、バビンスキー反射	脳血管障害後のうつ状態はよくみられる（特に前頭部位の障害に関連する？）。傷害部位によらず小児期発症の片麻痺の場合、視空間機能は障害されても、言語機能は維持されることが多い。
パーキンソン症候群	前傾姿勢、手振りの減少、運動緩慢、すり足歩行（友達と歩くなど求心性入力があると改善する）	「鉛管様」筋強剛（'lead pipe' rigidity）と丸薬丸め様振戦（'pill rolling' tremor）、この2つの症状が組み合わさって「歯車」筋強剛となる。表情の減少	パーキンソン病（PD）よりも薬物誘発性パーキンソニズム（振戦が少ない）が多い。パーソナリティ変化（強迫的、気弱）はPDに特徴的といわれている。抑うつ症状は10-15%がみられる。痴呆症状ははっきりとみられるが病期とは関連しない。精神病症状は医原性であることが多い。中毒（アルコール、リチウム、抗てんかん薬）の可能性、多発性硬化症（乳頭蒼白や錐体路徴候を確認する）のような慢性障害、あるいはアルコール依存症。抗精神病薬服用患者の20〜30%にみられる。しばしば見逃されている。
小脳症状	両足を広く開く（wide-based stance and gait）歩行、不明瞭な発語（slurred speech）	測定異常（dysmetria）：目標点を過ぎてしまう、企図振戦、眼振	
アカシジア	落ち着きのなさ、じっと座っていたり立っておれない	主観的な不快感と緊張した動き	

5.4 5歳以上の子どもの神経学的スクリーニング検査

表 5.12 異常運動の評価

障害	外見	確証となる兆候	神経精神医学的関連性
舞踏様運動	急速, 不規則で踊るような, もしくは痙攣様不随意運動	詳細な認知機能検査を考慮する.	SLE, 妊娠, 甲状腺中毒などに合併することがある. もしくは痙攣様不随意運動薬剤誘発性 (抗精神病薬, フェニトイン, 経口避妊薬, 基底核血管障害, 神経有棘赤血球症 (neuroacanthocytosis), ハンチントン病.
チック	反復性痙攣様運動, 正常な動きに似ており, いくらか随意的に制御できる	抑制可能かどうか, 強迫行為, 強迫観念についてたずねる.	小児期にみられることが多く, 年齢とともに減少する. 通常は眼輪筋, 顔面, 首, 肩にみられる. ジルドラトゥレット症候群では単純なチックから始まり, ジャンプ, 片膝をつく, 片足で飛ぶなどする. 音声チックや汚言が後にみられる.
ジストニア	持続的筋収縮により反復性の回旋運動がみられたり, 異常な姿勢や奇妙な歩き方をする. 書痙や痙性斜頚など局所性に生じることもある.	薬物使用歴を再確認する. 抗精神病薬, 制吐剤, SSRI, リチウムが関係していないか.	急性ジストニアは抗コリン薬で改善する. 遅発性ジストニアは治療が難しく生活障害度が大きい. まれにウイルソン病 (基底核障害, 肝障害の有無を確認する), ハンチントン病により生じる.

表 5.13 脳神経異常の評価

	検査	重要項目
I 嗅神経	検査は省略し、嗅覚についてたずねる。	アルツハイマー病あるいは前頭葉障害で障害されることがある。
II 視神経	視力についてたずねる。視野測定を対面法で行う。両眼同時に対面法で視野測定を行う。「左右どちらの指を動かしていますか」とたずねる。対光反射と視神経乳頭の浮腫・萎縮を確認するため眼底を検査する。	視野欠損をみつけることは障害部位を特定するのに役立つので重要である (前図参照)。同名性半盲は反対側半球の障害を示唆する。視覚の注意不能 (同時に左右の指を動かす) を認める場合は、頭頂葉機能を検査する。
III, IV, VI 動眼, 滑車, 外転神経	検者が指を上下左右にゆっくり動かし、患者に目だけで追ってもらう。患者に左・右方向を見るよう指示し、複視についてたずねる。	眼筋麻痺はウェルニッケ脳症の症状のひとつとして出現する。第III脳神経 (眼の下方・外側運動) と第VI脳神経 (外転運動) の麻痺は頭部外傷後にみられる。急性の第III脳神経障害は頭蓋内圧亢進を示唆する。
V 三叉神経	両側の下顎、上顎と前額部の感覚を試験する。歯を食いしばるように指示する。	三叉神経痛はヘルペス感染症後にみられることがあり、激しい疼痛は自殺を引き起こすこともある。疼痛はカルバマゼピンあるいは抗うつ薬で緩和される。
VII 顔面神経	顔の対称性を観察する。	うつ病やパーキンソン症候群では表情が乏しいので注意する。

5.4 5歳以上の子どもの神経学的スクリーニング検査

VIII	聴神経	正式な検査は必要ない	先天性風疹により難聴となることがある（その他の特徴として白内障、IQ低値を伴う）。
IX, X	舌咽、迷走神経	患者の声を聞きながら、「あー」と言ったときの軟口蓋の動きを観察する。	この神経（下位運動ニューロン）の傷害による球麻痺は脳腫瘍、運動ニューロン疾患、重症筋無力症などによることがある。 偽性球麻痺（両側性の上位運動ニューロン傷害により皮質延髄路が障害される）は構語障害、緩慢な発語、下顎反射の亢進を来し、しばしば感情易変性と歩行失行（小股歩行）がみられる。
XI	副神経	肩をすくめるように指示する。	
XII	舌下神経	安静時の舌の動きを観察し、舌を出すように指示する。	

第5章　神経精神医学的評価

7. 起立させ，腕を前に出し，指を20秒間ひろげさせる．4歳以上で指の舞踏様運動（小さくピクピク動く不規則な運動）がないか確認する．
   6歳以上では閉眼，開口，舌の突出を行わせ，左右非対称や不定位性を確認する．
8. 眼球運動を含め眼を詳細に観察する．対座による視野検査を行う．
9. 顔面，顎の動きと強さを検査する．口笛を吹く，笑う，頬を膨らますなどの動作を行わせる．舌の動きを観察し，舌の小刻みな運動や，上唇をなめるなどの運動はないかチェックする．
10. 子ども自身に靴とソックスを脱がせる（靴底が不規則に減っていないかどうかを確認する）．
    (a) 上下肢の筋力と筋緊張度を検査する．
    (b) 腱反射と足底反射をみる．
    (c) 両足に形成異常がないか確認する．
    (d) 頭周囲を計測しパーセンタイル・チャート[1]に記録する．
    (e) 身長と体重を計測しパーセンタイル・チャートに記録する．
    (f) 思春期の状態を判定する（Tannerの性成熟度ステージ[2]を逆パーセンタイル・チャートに記録する）．
    (g) 子どもが靴やソックスをどのようにはきなおすかを観察する．
11. 聴力検査：
    (a) 子どもから1m離れて，大きい玩具の名前を

---

[1] 訳者注：パーセンタイルとは計測値の分布を百分率で表したもの．たとえば10パーセンタイル値というのは100人中低い方から10番目を意味する．パーセンタイル・チャートとは全国的な子どもの発育値を参考に調査した結果をもとに作成した年齢ごとの発育値を示した曲線で，年齢と発育値からそれぞれのパーセンタイル値が読みとれるもの．

[2] 訳者注：Tannerの性成熟度分類は陰毛，乳房，男性外性器の発育を5段階に分けて評価するもの．

ささやくように（喉頭音で）告げる．
(b) 子どもからはみえないところで，ボール，人形，車，スプーン，フォーク，積み木と告げる．
12．視力検査（明るいスネレン視力表を使う）

これらのスクリーニング検査で異常所見がみられたら，詳細な病歴を聴取し，十分な神経学的検査を施行する．

5.5 緘黙症あるいは接近困難な患者

定義

緘黙症（mutism）とは，会話することができないか，もしくは話したがらず，その結果言葉の表出がないか非常にわずかとなっている状態である．緘黙症は単独の障害のこともあるが，しばしば他の行動障害，意識レベルの障害，感情障害，運動障害，思考過程の障害など器質的〜非器質的障害に伴って生じてくる．

いっぽう，**昏迷**（stupor）は，神経内科医は昏睡へと連なる意識の低下した状態を示す用語として使用しているが，一般的な精神医学用語では，強い精神運動抑制はあるが意識が保たれている状態のことである．昏迷状態では，必ず緘黙症がみられる．一般にこれらの用語は単独で使用するのではなく，臨床特徴についての詳細な記述と組み合わせて使用すべきである．

病歴

病歴についての情報は家族，社会福祉関係の担当者，近所の人などから得る必要があり，特に以下のことを明確にする．

緘黙がどのくらいの期間続いているか．発症は急激だったか，徐々に進行していったか．ストレスに満ちた促進因子があったり，前駆期にとても悲しそうにしていたり楽しそうにしていなかったか．緘黙症は限定的なものなのか，

全くしゃべらないのか．たとえば学校など特定の場所に限られているのか．患者の行動に風変わりであったり，奇怪にみえるものはないか．食事，飲酒，睡眠，排尿排便，社会活動などの日常生活機能はどうか．過去に精神障害，転換性障害，神経疾患または内科疾患の既往はないか．今までどんな薬が処方されていたり，自分で飲んでいたか．

検査

 体温，脈拍，血圧，脱水状態（舌をみる）など身体面の一般的な検査を行う．緘黙症の診断には，意識レベルの評価をはじめ，詳細な神経学的検査が必要である．意識障害や神経学的巣症状が認められれば，すみやかに内科医や神経内科医に紹介すべきである．

 唇を動かさせたり，ささやき声を出させて，明瞭な言語的な発音（articulate）ができるかどうか，ハミングや咳をさせて発声（phonate）に問題ないかどうかを検査する．次に目の動きを記録する．周囲に注意を向けているかどうか．目的にかなった眼球の動きは周囲を認識していることを意味する．意識障害患者の眼球彷徨（roving eyes）*に注意すること．患者が横たわっているときは，検者は患者の頭部を動かしてみると混迷状態にある患者は特定の位置に頭部を固定しようとする．共同偏視はないか（眼球は障害部位の対側に偏位するが，てんかん発作中は焦点側へ偏位する）．閉眼している患者で，他動的に開眼させられることに抵抗しないか．意識障害の患者では，他動的な開眼の後ゆっくりと一定の速度で閉眼するのが認められるか（この現象は，まねることはできない）．

 例えば筆談や身ぶりなど，他の方法でコミュニケーションがとれないか．話をしようと試みていないか．理解力はどの程度障害を受けているか（純粋な運動性（ブローカ）

 ＊訳者注：意識障害では眼球のゆるやかな左右への振り子様運動をみることがある．これを眼球彷徨 roving eye movement とよび，脳幹障害がないことを意味している．（ベッドサイドの神経の診かた，田崎義昭，斉藤佳雄著，1993年，南山堂）

失語では，通常発語をしようとして失敗するが，話し言葉の理解力は保たれている）．選択的緘黙症の子どものうち少数ではあるが，言語発達の遅れが明らかなものもいる．

精神状態

精神状態の検査をする際，覚醒度や活動性に注意する．それらに関連すると思われる運動遅延はないか．表情によってなにかが表現されていないか，気分は高揚しているか，不安か，おびえているか，悲しんでいるか，怒っているか．顔をゆがめていないか (grimaces)，何か身ぶりをしていないか (gestures)，わざとらしい動作 (衒奇症，mannerisms) はないかを記載する．何かこちらに伝達しようと試みていないか，あるいは患者は自分の状態に無関心か．たとえば"満ち足りた無関心 (belle indifference)"はないか．患者は幻覚，反芻思考 (ruminations)，妄想にとらわれていないか．

緘黙症の鑑別診断

精神障害

- **精神病性障害**：統合失調症の妄想体系によって緘黙症になっていたり，意欲減退にともなう陰性症状の一部としても生じることがある．
- **感情障害**：うつ病では，精神運動制止または虚無感 (nihilism) によるものがある．躁病では，躁病性昏迷としてみられることがある．
- **選択的緘黙症**：子どもに最も多くみられ，その場合感情的に規定された選択性が働き，社会不安，引きこもり，敏感性を伴っている．
- **広汎性発達障害**：緘黙症はまれであるが，言語の発達が遅れ，しばしば独自の言葉遣いがある．社会的相互関係 (social interaction) の障害があり，興味の幅も狭い．
- **強迫性緩慢症 (obsessional slowness)**：強度の発語制限を伴うことがある．
- **身体表現性障害，解離性障害**：心因性の発声障害であ

り，発声能力の有無が器質性障害との鑑別になる．外傷後ストレス障害に伴うこともある．
・**虚偽性障害**：まれにしかみられないが，たとえば係争中の裁判などで，ある情報の暴露が判決上不利益になる場合にみられることがある．

神経疾患
・**大脳皮質障害**：（たとえば前頭葉や言語野），脳幹（たとえば無動性無言 akinetic mutism, 'coma vigil'-閉じこめ症候群 locked-in syndrome*），大脳基底核（パーキンソン病，ウイルソン病）．
・**感染症**：たとえばヘルペス脳炎，HIV 関連障害．
・**薬物**：たとえば抗精神病薬（斜頚，喉頭スパスム，注視クリーゼ（眼球上視発作）のほか，舌や顎の筋肉に関連したジストニアを誘発する），リチウム，鎮静剤，抗てんかん薬．
・**発作関連**：たとえば複雑部分発作の発作中や発作後，欠神発作，部分発作重積．
・**難聴・聾**：聴力障害のために小児期の言語発達遅延が生じ，そのため発語障害がみられることもある．

検査

　一般血液検査，血糖値を含めた生化学検査，毒物・薬物スクリーニング，血清梅毒検査，内分泌検査，胸部 X 線検査，脳波検査（てんかん焦点が特定できるかもしれない，しかし，発作波がないからといっててんかん発作を除

---

*訳者注：無動性無言は，周囲の人の動きを注視する以外は無言で，ほとんど全く反応がない状態．網様体賦活系の障害により生じる．coma vigil は deafferented atate, locked-in syndorme, pseudocoma ともよばれ，覚醒した状態であるが反応できない状態をいう．橋底部の病変が皮質延髄路，皮質脊髄路を傷害する結果，動いたり話すことができない（Campbell's Psychiatric Dictionary eighth edition Campbell RJ. Oxford University Press, 2004 から引用）．

外する根拠にはならない)，CT あるいは MRI による画像検査．

初期治療

重篤な神経障害が除外できたら，観察期間をおくのが有益である．しかし，うつ病性の強い精神運動制止や躁病性昏迷がある場合は，早急な治療が必要であり，電気けいれん療法 (ECT) も考慮する．ジストニアは患者にとって恐怖心や苦痛を伴うものなので，早急に治療を開始すべきである．procyclidine*の静注や筋注が大変効果的である．

5.6 緊張病患者

定義

緊張病 (catatonia) という用語は，はじめ様々な精神疾患に伴う一障害として使われていたが，後に統合失調症固有のものとして使用されるようになった．しかし，現在では，それは，精神病性障害，感情障害，身体表現性障害のほか，器質性障害でも生じてくる非特異的な症候群と認識されている．緊張病では異常行動が，周期的に過活動になったり低下したりするのが特徴である．緘黙症や昏迷がよくみられるが，姿勢の異常 (posturing)，ろう屈症，拒絶症，衝動性，常同行動，衒奇症，命令自動 (command automatisms)，反響動作，反響言語などの特徴的な症候もしばしば出現する．

病歴

緊張病患者に病歴を話す能力が保たれていることもあるので，このような場合には病歴聴取は通常の手順にしたがって進める．しかし一般には緊張病患者のコミュニケーションは障害されていることが多く，情報提供者に質問す

---

* 訳者注：抗コリン薬，日本では未発売

ることによって緘黙症患者の評価を行う．もしコミュニケーションが可能ならば，現在とっている姿勢に何か意味があるのかを尋ねる．これによって隠されていた妄想体系が明らかになるかもしれない．また，運動系の症状（motor symptom）によってどれほど患者が苦痛を味わっているのかも質問すべきである（抗精神病薬によって誘発されたアカシジアによる精神的・身体的な不穏状態との鑑別が重要である）．そして，受動運動（passive movement）に苦痛が伴うかも尋ねる（ろう屈症ではよくみられる）．過去の精神医学的病歴を聴取する際，緊張病エピソードの既往も尋ねておく．

検査

緘黙症と同様に緊張病患者には，十分な身体面の検査が必要である．患者は急激に緊張病性興奮期へと移行することがあり，近くにいる人は危険にさらされるので，検査中は十分な監視が必要である．緊張病患者は脱水，横紋筋融解症，敗血症，静脈血栓症，褥瘡の生じる危険性がある．緊張病の器質的な原因を除外するだけでなく，検査中はこれらの合併症に注意する．また，可能なら次のような緊張病症状を引き出す．

- 自動従属（automatic obedience）：どんな指示に対しても，たとえそれが馬鹿げたことであってもロボットのように反応する．
- 拒絶症（negativism）：常同的な反応であるが，いわれたことと反対のことをする．
- ろう屈症（waxy flexibility）：患者の四肢を新たな姿勢へゆっくり受動的に動かすと，徐々に以前の姿勢へと戻る．
- 透明まくら（psychological pillow）：患者を寝かせると，あたかも枕があるように頭がベッドから10 cmほど浮いている．
- 両傾向性（ambitendence）：ある動作をしようとすると，その動作を終える前に反対の動作をしてしまう．

- 反響言語（echolalia）：検査する人の言葉や単語をおうむ返しに繰り返す．
- 反響動作（echopraxia）：検査する人の動作を繰り返し模倣する
- 衒奇症（mannerisms）：合目的な行動を繰り返す．
- 常同行動（stereotypies）：無目的な行動を繰り返す．

鑑別診断

精神障害

- 感情障害：うつ病はおそらく，緊張病の原因として最も一般的な精神障害で，躁病よりも多くみられる．うつ病は，通常，進行がゆっくりなので，特に病歴聴取が診断に有益である．
- 統合失調症：最近，欧米では「緊張病型統合失調症」の診断は比較的少ない．しかし，緊張病性運動障害（すなわち，緊張病症候群の一部）は統合失調症のすべての亜型で一般的にみられる．また産褥精神病でも比較的よく遭遇する．
- 強迫性緩慢：緊張病性の特徴が，重度の強迫性障害でみられることがある．臨床観察や情報提供者から得られる病歴により強迫性障害の典型的な精神状態（反芻思考や強迫観念）に到達することができる．
- 身体表現性障害，解離性障害：これらの障害による緊張病症状は，まれにしかなく，あきらかな心因があることと，他の身体的もしくは機能的な（functional）精神医学的病因のないことの双方が診断に必要である．

神経障害

- 皮質障害：前頭葉や側頭葉，脳幹，基底核，辺縁系，間脳（たとえば腫瘍，脳血栓，脳出血，頭部外傷，感染（嗜眠性脳炎や梅毒を含む））．
- 薬物：たとえば，抗精神病薬（抗精神病薬誘発悪性症候群－固縮を伴う緊張病，発熱，自律神経不全），リチウム，モルヒネ誘導体．

- 毒物：たとえば，一酸化炭素中毒，アルコール性障害，エクスタシー（Ecstasy, 3,4-methylenedioxymethamphetamine, MDMA），アルコール酩酊．
- てんかん発作関連：たとえば，単純部分発作や複雑部分発作．
- 全身疾患：たとえば，腎不全，肝不全，内分泌障害，膠原病（とくにSLE）．
- その他：たとえば，急性間欠性ポルフィリン症またはコプロポルフィリン症，ビタミン欠乏．

時に，精神障害・神経障害がないにもかかわらず緊張病症状を繰り返す患者がいる．これらの患者群は一般に家族性で，自然寛解する傾向がある．

検査

一般血液検査，血糖値を含む生化学的検査，毒物/薬物スクリーニング，梅毒血清反応，内分泌検査，胸部X線検査，EEG（てんかん焦点の特定ができるかもしれない．しかし，発作波がないといっててんかん発作を除外する根拠にはならない），神経画像検査（CTまたはMRI）．診断が難しい場合，精神分析的な除反応（abreaction）＊を行うことによって隠された精神病理が表面化し，それにより機能性精神病の緊張病症状が短時間改善することがある．また，単回のECTへの反応性も診断に役立つことがある．

初期治療

補助的な治療として，必要なら，輸液，電解質補充，抗生物質，抗凝固療法を開始する．治療可能な神経障害についての除外診断ができたら，患者には数多くの身体合併症の危険性があるので，早い段階で，あるいは，場合によっては緊急処置としてECTを考慮すべきである．抗精神病

＊訳者注：精神分析において，過去の抑圧された不快な体験を意識野に再現させることにより，情動の解放あるいはカタルシスが行われる現象

薬の効果が出はじめるまでの間は，ベンゾジアゼピンの静脈注射とそれに続く経口投与が急性期の治療として有用なことが示されている．抗精神病薬による悪性症候群は緊急事態なので，速やかに上級医にアドバイスを求める必要がある．直ちに抗精神病薬を中止し，自律神経不全，体温調節不全に対する対症療法を行い，ダントロレン，ベンゾジアゼピン，ドパミン・アゴニストなどを投与する．

第6章
フォーミュレイション，サマリー，経過記録

> 6.1 フォーミュレイション　*131*
> 6.2 サマリー　*134*
> 6.3 経過記録　*135*

サマリー（summary）は，収集した情報を客観的に偏りなく記述した記録である．それに対して**フォーミュレイション**（formulation）は臨床的な見解であり，相容れない事実に重みづけをし，診断に至る経緯を示したものである．個々の事実それぞれに相対的な重要性を割り当てることによって得られる見解には，どうしても主観的な視点が含まれる．そのため理論上の偏りと過去の個人的経験の両方が付随することになる．どんなに正確に最終的な判断を下そうとしても，分析というものは主観的な判断と決定に縛られている点は逃れようがない．同じ症例を評価するとき，2人の専門家が似たようなサマリーを書いた場合でも，フォーミュレイションは別々の異なった結論になりうる．この点がサマリーとフォーミュレイションの根本的な相違点である．つまりサマリーは記述的であり，一方フォーミュレイションは分析的である．それゆえ，サマリーは綿密性，制約性（事実に基づく制約），客観性を必要とされ，一方フォーミュレイションは順序だった思考，鋭い分析，知的な表現などの複合的なスキルを要求される．

症例を明瞭かつ正確にフォーミュレイトすることは，精神科医にとっての試金石であり努力を要する課題であると同時に，精神医学的評価の核心的な部分でもある．優れたフォーミュレイションを記述するスキルは，単なる偶発的

で付随的な生活史上の出来事と、鑑別に役立つ特徴的な徴候を区別する能力にかかっている。このスキルこそが臨床診断の礎石である。ある特徴的な徴候は1つの診断を有力なものとし他の診断の可能性を低くするので特徴的な徴候を明らかにすることは鑑別診断に役立つ。

6.1 フォーミュレイション (formulation)*

診断 (diagnosis) は法則性を与える過程 (nomothetic process) である。つまり、同一の診断カテゴリーに分類されるすべての症例は、共通した特徴を1つ以上有している。これに対して、フォーミュレイションは個別的具体的事例研究の過程 (idiographic process) であり、そこでは、治療に必要な個々の症例の特徴が含まれる。したがって、nomothetic な過程は、疾患についての知識を深める唯一の方法であるのに対し、idiographic な方法は個人についての理解と研究のために用いられる。

フォーミュレイションの構成

フォーミュレイションは、以下の論理的な順序に従って構成する。

人口統計的データ

まず患者の名前、年齢、職業、婚姻状況を記載する。

---

*訳者注：精神科診療においては症例ごとの事例性 (caseness) が重要である。個々の症例をDSM-IVやICD-10などの操作的診断基準のカテゴリーに当てはめる作業は、臨床診断の入り口に過ぎない。個々の症例についての精神医学的診断に至った発症様式、主な症候、鑑別診断、病因についてのまとめ、これらを基にした今後の治療計画、および予測される予後についての精神科医としての見解などの一連の作業をformulationという。我が国ではまだformulationの定訳がなく、適切な邦語を見出せないため、そのまま「フォーミュレイション」とした。

記述的フォーミュレイション (descriptive formulation)

発症の様式を記載する（たとえば急性か潜行性か）．現在の病気の全期間とその間の経過（たとえば周期性か進行性か）．そして障害を特徴づける中核的な現象（症状と徴候）をあげる．臨床経験を積むに従って，診断的特異性が高いか，あるいは重症度や罹病期間に影響の大きい重要な現象を明記できるようにする．ささいな，もしくは一過性の症候やネガティブな所見についての長い記述は避ける．しかし，可能性のある他の診断を除外する上で役立つ所見は残しておく．これらの基本的な情報は主として，現病歴，精神状態，身体所見から得られ，次節の症候群についての鑑別診断に用いる．ここでは病歴に関係のない生活歴を持ち込むことは通常はせず，後に考慮する．過去の精神障害のエピソードの診断名を知っていれば，それを考慮すべきであるが，現在の障害とは関連がないか診断が異なる可能性のあることを忘れないようにする．

鑑別診断

可能性の高い順に，考えられるすべての診断名を挙げ，検査が必要と思われるすべての障害を含める．これらは通常，上述のフォーミュレイションの記載内容に基づいた症候群についての鑑別診断となる．推察したそれぞれの診断について，その証拠と反証 (evidence) を挙げる．現象の一部もしくは全ての原因となるかもしれない，現在罹患している身体疾患もその中に含まれる．これに関連してよくみられる誤りは，たとえば鑑別診断の中に甲状腺疾患を含めないまま，検査項目に甲状腺機能検査を含めてしまうことである．ある疾患が検査に価する場合は，当然それを鑑別診断に含め，そうでない場合は検査の必要はない．主診断に加えて，付加的診断を検討する必要があるかもしれないことを念頭に置いておく．たとえばせん妄を伴うアルコール依存症，不安状態を伴うパーソナリティ障害などである．

病因

 主として家族歴,生活歴,既往歴,病前性格から,発病に関与した様々な要因が明らかにされる.疾病の生物・心理・社会モデルを頭に描きながら,病因となる因子を整理してみることが役立つ.症例の状態像に関与する因子を,素因 (predisposing factor),誘発因子 (precipitating factor),持続因子 (perpetuating factor) の領域に分けた上で,生物・心理・社会モデルに従い構成する.その際,次の2つの疑問を持つこと.なぜその症例にこの特有な障害が発症したのか.また,なぜこの特定の時期にその障害が発症したのか.

検査・調査

 自分の考えている診断を補強したり,他の診断の除外に必要であったり,あるいは病因の理解の助けになると思われるすべての検査を挙げる.目的のわかり難い検査の場合は,それを検査項目に加える理由を示す.疾病についての十分な検討は,生物・心理・社会モデルの全ての領域にわたる検索が必要であり,社会的因子の調査や心理的因子の検討も含まれる.

治療

 今後予定している治療計画の概要を記述する.これは診断だけでなく病因についての考察から論理的に導かれるべきである.

予後

 症状面と今後の機能面の両方を考慮して,今回の疾病エピソードの予測される治療の転帰(たとえば身辺の自立や社会復帰など)を記す.再発のリスクについても検討しておく.

6.2 サマリー (summary)

　サマリーは治療と並行して作成する重要な記録である．サマリーは症例をよく知らない第三者がこれを読むだけで，それ以上の情報を探さなくても本質的な問題点を把握できるように症例の重要な側面を網羅した簡潔な記述である．サマリーの最初の部分は入院後1週間以内に完成するようにし，以下のような項目に沿ってタイプ（ワープロ）で作成する．

1．紹介理由と紹介者
2．現病歴
3．家族歴
4．生活歴
　(a) 小児期
　(b) 職業歴
　(c) 結婚と子ども
　(d) 病前性格
　(e) 身体疾患の既往
　(f) 精神疾患の既往
　(g) 薬物治療，その他の治療歴
5．身体的検査所見
6．精神状態

　精神医学的所見のサマリーは精神状態の重要な側面をすべて網羅し，もし，それらの概要の中にさらに細項目が必要なら細項目をつけて記載する．上に示した生活歴についての7つの細項目は必ず含まれるようにし，それ以外にも適宜細項目を追加する．
　サマリーの後半の部分は退院後1週間以内に完成し，以下のような項目に沿って作成する．

・検査・調査
・治療と経過－処方した薬剤とそれらの反応についての詳

細を含む．著明な副作用や処方変更の理由を記述する．また，その症例に用いられた他の治療ストラテジィを記録する．入院中の重要なエピソードを記録しておくことも有用である．

- 最終診断とICD-10の診断コード番号
- 予後－「保護下，良好，不良」といった表現よりも，予測される症候や社会適応について具体的に記述する．
- 退院時の状態－中心となる精神保健関係の職員，退院時処方，退院後のフォロー・アップの手はず，ケア・プラン

サマリーは，ワープロでA4用紙の両面にわたるくらいの長さで十分である．

サマリーは，必然的に今回の入院の重要な側面全てを記録する必要性と紙面の節約を折衷したものになる．再入院の際のサマリーは，前回の入院がごく最近で，その間家族歴や生活歴に重要な変化が見られない場合以外は，ここに示したすべてのカテゴリーを網羅する必要がある．極めて守秘性の高い事項（犯罪歴，性体験の陳述など）に関する記載は，その情報が省略されると症例の全体像に著しい歪みが生じる場合にのみ含めるべきである．多くの場合，"(カルテ参照)"と目立たないように記載するのが望ましい．また将来患者の様々な側面のケアについて，どういった専門職種の人が責任を負うべきかを明示しておく．

6.3 経過記録 (Progress notes)

署名と日付が付された定期的な経過記録は，あらゆる症例記録の中心的な部分である．ここには患者が受けた治療（開始と終了の日付，すべての薬物の投与量），精神状態の変化，患者の関与した重要と思われる出来事すべてが記載される．また病棟回診や症例検討会でのコンサルタント医(consultant)*からの意見も記載する．特にマネジメントの上での重要な変更があれば，その理由を記載する．これ

らの記述は患者の治療とそれに対する反応について正確な様子を伝えうる詳細さが必要であるが,患者と医者の間でかわされた対話の冗長な逐語表現は普通含めない.あまりに長すぎる記録はまず読まれないことを知っておく.

申し送り記録

他の研修医に担当が代わるときにはいつも,主要な症例の特徴と今後の計画の概要を簡略にまとめた申し送り記録(Handover notes)を書き送るようにする.申し送り記録は,フォーマルなサマリーやフォーミュレイションのない外来患者の場合特に大切である.

---

*訳者注:Consultant は英国の医療職の中の最上級の役職で,終身的な身分である.Consultant になるためには英国医師会員 (Member of the Royal College of Physician, M.R.C.P.) などの資格を必要とする.病院内で医師は firm と呼ばれるグループで診療を行うが,Consultant はグループ内で研修中の医師を指導する立場にある.2001年度の英国政府の統計によると,英国の病院に勤務する医師 67,840 名のうち Consultant は 36%,研修中の医師は 47%を占め,Consultant と研修中の医師の比率は 1:1.3 である.

第7章
特別な面接場面

- 7.1 治療者が気づかってくれている証拠を求める患者 *137*
- 7.2 性的関係を求める患者 *139*
- 7.3 贈り物を持ってくる患者 *140*
- 7.4 脱抑制に陥っている患者 *141*
- 7.5 診察室を立ち去ろうとしない患者 *141*
- 7.6 診療時間外の患者 *142*
- 7.7 薬を要求する患者 *143*
- 7.8 暴力の危険が迫っている患者 *144*
- 7.9 危険性のアセスメント *146*
- 7.10 リスク・マネジメント *153*

7.1 治療者が気づかってくれている証拠を求める患者

とても孤独を感じている人の中には，社会的な接触を求めて主治医や他の事務職員に頼ろうとする患者がいる．このような患者の多くは，職業的な治療関係の制約や限界を受け入れながらも，薬物の副作用，新たな身体的愁訴など治療者が関わってくれるとわかっている症状を使って，'ゲームを楽しむ'．なかには，「あなたは単に医者としての職業的なやりとりを繰り返しているに過ぎない，自分は十分なケアを受けていない」と主張し，要求をエスカレートさせる患者もいる．それに対して，医師の方は，自分がケアを行っていることを示そうと，他の患者よりも長時間か

けて診察できるように，外来の最後に回そうとしている自分に気づくことがある．そして診療を終えたとき，他のスタッフ全員が既に帰宅してしまっていることに気づく．また，患者が悲惨な状況にあることを知ると，予約外の時間でも電話してきなさいと伝えることもありうる．さらに，週に一度の診察では不十分だと感じ，診療時間外の面談をこちらから提案してしまうことにもなる．

多くの場合こうした私的なケアは何一つ良い効果をもたらさず，この時点で，あなたは，極めて特別な患者（a Very Special Patient）を抱えこんでいることになる．そうした状況では，患者は幸せになり自立した生活が送れるようになるどころか，治療者なくしては生きていけない存在となっている．事実，自殺の脅威やそぶりが，確実に主治医を患者のケアの中心に巻き込み続けることを保証するのに用いられたりする．患者のおびえた子どものような行動は，治療者に手を取り肩に手をまわし慰めてやらねばならないという衝動を呼び起こす．しかし，決してそのような危険な行動をしてはならない．

そのような患者が絶望的でなく孤立していないとか，小児期にひどい愛情の欠如や虐待を被っていなかったとはいわない．しかし，たとえ彼らを自分の家族の中へ養子として迎え入れたとしても，ケアが十分であったと証明することはできない（信じがたいことだが，現実に起こりうることである）．治療者に潜む危険性は，治療者自身がよき治療者であろうと欲する気持ちそのものの中にある．つまり，苦しみを救済したい，傷ついた心や体を癒したいという気持ちが患者に乱用され，プロとしてのアイデンティティが脅威にさらされる．医師と患者の性的な関係は，決してまれなことではなく，先に示したようなかたちで始まり，少しずつ積み重なった結果として生じてくる．また，こうした性的関係は異性間でも同性間でも起こりうることであり，プロとしての倫理に反することは明白である．

ケアをしてもらっているという証拠を求めようとする患者をケアする原則は，治療者1人でこうした状況に対処し

なければならないものと思いこまないことである．まず第一に，上級医に指導を求めることであり，次に各専門分野の人々に加わってもらい治療計画を立てることである．このような症例について精神力動的なスーパービジョンを継続することは，治療効果をあげ，治療者を守るために不可欠である．

7.2 性的関係を求める患者

時に患者が，主治医への性的な愛慕をつのらせ，熱情をあらわにすることがある．患者が医師を恋人として対応しようとするのであれば，医師として治療関係を継続できないと説明するだけで，この問題を解決できることもある．また，これは，相手を魅惑してしまおうという患者の無意識的な動因によることがあるので，「私が主治医として振舞おうとしているのをあなたはどうして避けようとするのですか」と問いかけてみるのもよい．いっぽうで，患者の中の潜在的な障害についての評価が大切であり，たとえば，それが，強い孤独感の表現であったり，あるいは，パーソナリティ障害や危険の迫った妄想性障害の徴候であったりすることがある．ただし，これらは，患者が上記のうち最初の2つに当てはまらないからといって最後の1つに当てはまるといった類の断定できるようなものではない．

障害が何であれ，患者から執拗に迫られ，同僚の医師に治療を依頼するよりほかに方法がない場合は，患者との関わりは今後持たないことを説明しなければならない．それでもなおしつこくつきまとわれるようであれば，それは恐らく司法精神科医や警察の介入を必要とする問題である．

そのような状況になった場合，自分が無意識的に患者にそのように受け取られても仕方のないような振舞をしていたり，さらには，もっと相手の気を引くような態度をしていないか確認し，自分自身の服装や行動を吟味する必要がある．経験的に良い方法としては，そのような症例につい

て上級医やできれば精神療法家にスーパービジョンを仰ぐことである．このような場合，記録用紙の中に患者との全てのやりとりを，電話によるものであれ，クリニックでおこなわれたものであれ記録しておくことが大切であり，そこに日付と署名も書き入れておく．

7.3 贈り物を持ってくる患者

他科に比べると，精神科の患者が感謝の気持ちを表そうとすることはまれである．それでも，時折患者が贈り物を持ってくることがある．治療終結時にお別れの簡素な贈り物を受け取ることは問題ではない．現金でなければ丁重に受け取っておく．治療経過中に贈り物を持参する場合は問題が複雑である．そうした贈り物には何らかの隠されたメッセージの含まれていることがあるので，むげに扱うことなくうまく対応する必要がある．たとえば，患者の手作りの作品（作業療法で作った壺，詩や絵画）は，患者の能力や回復度を知る重要な手がかりであるかも知れない．あるいは治療者の記憶にとどめておいてもらいたい，治療者と患者以外の関係でありたいといった患者の気持ちを具体的に表現したものであるかも知れない．これは罪悪というほどのことではないが，そのままにしておくよりできるだけ言語化しておいた方がよい．その上で，すっきりした雰囲気になれば，受け取っておいてよかろう．

さらに高価であまりに不適当な贈り物の場合は，治療者を神様のごとくあがめ，それによって自分の気持ちを和らげ，いつか大きな見返りがあることを期待していることがある．このような場合は，治療関係に大きく影響してくるので，そのことを明確に伝える必要がある．たとえば，「私はそのような高価な贈り物をどうしてもいただくわけにはいきません．まさか，あなたは手ぶらでくると私に真剣に関わってもらえないのではないかと不安に思ったりしてはいないでしょうね」，あるいはこれに類似した言葉を投げかける必要がある．

7.4 脱抑制に陥っている患者

脱抑制に陥っている患者で最も危害の少ないレベルとしては，個人的な意見や，まくしたてるように喋る取るに足らない冗談を，あるいは個人的な部分にまで踏み込むような質問を治療者に投げかけてくるといったものがある．個人的な意見に反応して治療者の個人的な意見を述べたり，取るに足らない冗談を馬鹿にして笑い飛ばすようなことはせず，個人的な質問からしっかりと自分の身を守るようにする．このような場合は一般に，患者の高ぶった調子に反応するよりも，おだやかで控えめな調子で答えるのがよい．

対処に困るのは，医師の個人的空間に入り込もうとする患者，すなわち治療者に触ったり，なでたりするか，もしくは治療者に暴力を振るう患者である．前者の場合は，対応は，患者によって異なり，侵害度の軽い前者の場合は，治療者がその患者にどうしてもらいたいかを伝えることで，気をそらすことができる．たとえば，「あなたは聞こえてくる声について私に教えてくれたんですね」と伝える．しかし，もっと侵害度が強いため対応が難しく，その場を立ち去らざるをえない場合は，しばらく時間が経ってあらためて対応するか，看護師の同伴を要請する．異性の患者の性的な脱抑制に対処する場合は，とくに看護師の同伴が必要である．また身体的な暴力に対しては，バックアップが必要なので，暴力の危険性のある患者を診察する時は，いつも非常ボタンに手が届くところにいるようにする．

7.5 診察室を立ち去ろうとしない患者

診察が終わったことをはっきりと伝えるために，診察後立ち上がるようにする．そして，「すみませんが，お帰りいただかなければならない時間になってしまいましたね」

と言う.

　患者にうけいれられそうなやり方でお願いする.たとえば「あなたが帰らないと,他の人にいつまでも待ってもらわなくてはならなくなるのですが(もっとも帰ろうとしない理由はそこにあるのかも知れないが)」.それでもだめなら,「あなたにこの部屋から出ていただくために人を呼びます」と告げ,電話で助けを求める.この方法は治療者一人で説得を続けたり,力ずくで連れ出すよりも好ましいやり方である.

7.6　診療時間外の患者

　前もって準備をしておくこと.つまり,予期せぬことへの予測をしておくことが大切である.対応に苦慮するような多くの状況は実際に起こりうるものである.治療者は精神科患者が時に理にかなわぬ行動をすることについて中途半端にしか気づいていない.

　もし自分のよく知らない患者を病棟や救急部で時間外に診察する場合は,診察の前に可能な限りその患者の情報を得るようにする.診療録や看護記録を読み,特に病歴要約,フォーミュレイション,治療計画,マネジメント報告,回診時に決定された報告を読むようにする.その日勤務をしていた上級看護師(senior nurse)や事故にあった患者といっしょにいた友人や家族から事故の概要を教えてもらう.患者の診察をしている間,可能な限り看護師に同席を依頼し,決してひとりで身体所見を取ろうとしてはならない.何かの理由で,1対1で面接をする場合は,まず助けを求める手段を確認しておく.

　電話に手が届くところに座り,緊急時の連絡先を調べておくこと.大声をあげたり,大きい物音がした時に耳に入りすぐに対応できるところに誰か待機しているのを確認しておく.非常ベルのようなものがあれば,手の届くところに置いておく.妄想や恐怖におののいている患者は,攻撃的になるより,立ち去る場合が多いので,患者をドアの側

に座らせ，逃げ道を邪魔しない方が一般に安全である．患者が凶器となるようなものを取り出したら，「凶器を持っていると診察はできません．誰かあなたのことを心配してくれている人にその凶器を渡してくれたら面接を続けます」と説明してすぐに面接を中止する．このように伝えたら直ちにその場を立ち去る，もっとも患者がそうさせてくれたらの話であるが．そして，患者が言われたことについて考えているようであれば，「コーヒーかお茶でも持ってきましょうか」と提案する．もしあなたがその場を立ち去らせてもらえない状況であれば，できるだけ平静にそこにとどまり直接関係のない話題について話をする．あなた自身への危険を増すことなく，非常ベルに手が届けば非常ベルを押す．

7.7　薬を要求する患者

よく遭遇するケースは，処方箋をなくしたといったり，あるいは不法な薬物使用を急にやめようと決心して病院を訪れる患者がいる．このようなケースへの決まった対処法はないが，以下のような点が参考になる．

- これまで使用してきた薬物の種類と使用量を正確に聴取する．
- 処方箋をなくしたという場合，誰に処方されたのか，患者のことを照会できるかどうか，どこで調剤されたものかをたずねる．薬剤師は，調剤内容を正確に保存しており，多くの場合後に情報を提供してくれる．
- あなたが，危険なく処方箋を出せると確信が持てなければ，処方箋を出してはならない．
- 安全に継続できる処方でなければ投薬を開始してはいけない．たとえば，その地方のアディクション・サービス事務局へ問い合わせ，その方針にしたがうようにする．
- オピオイド離脱ではさほど身体的な危険はないが，ベンゾジアゼピン系薬物やアルコール離脱では身体状態に注意する．

- 不法薬物を使用していた患者では，その使用が恐らく長期間にわたっていると考えられるので，適切な紹介先が決まるまで，1〜2日間やむなく薬物を使用することもありうる．
- 専門医に相談する．

7.8 暴力の危険が迫っている患者

経験豊かな臨床医でも時に，今にも暴力をふるってきそうな患者や，言葉で威嚇する患者に出くわすことがある（第1章の12-13頁参照）．通常このような事態は，患者自身を身体的・心理的にゆさぶる現実的あるいは感覚的な脅威があり，それによって患者がおびえていたり，怒っていたりする際に起きる．つまり本来的には，患者が思い通りに事が運ばなくなったと感じている時に起きるのである．

とくに危険性の高い状況としては，危険が差し迫っているという妄想に支配されている患者の面接時，あるいは患者の意思に反して拘束や処置をすることを伝える場合である．特に薬物やアルコールにより脱抑制を来している患者は，突如攻撃的になる傾向がある．

暴力行為が起きる前に危機をやわらげるよう全力を尽くす．それは治療者自身のためだけでなく，治療者の支援にかけつけた他のスタッフの危険を避けるためでもある．また，患者自身にとっても困り者としてのレッテルを貼られたり，有罪判決への発展の可能性を免れることができる．なお，自分のよく知らない，混乱している可能性のある患者との面接に際しては，以下のような備えをしておく．

- 診療録を読み，起こりうる精神症状や暴力行為・薬物乱用の病歴を知っておく．
- 患者の現在の行動，関心事，飲酒していたかどうかについて看護スタッフにたずねる．経験の浅い看護スタッフは，患者を治療者よりよく知っていても，治療者が安全にひとりで診察できるかどうかの判断はむずかしく，結局治療者自身がスタッフの見方を参考に判断を下さなけ

7.8 暴力の危険が迫っている患者

ればならないことが多い．
- 治療スタッフから自分がどこにいるかよく見えるように，また必要に応じてスタッフに外で待機してもらえるように面接室の配置を考える．手の届く場所に警報ボタンがある部屋が望ましい．また，ドアは内側から開けやすい造りにする．しかし，一方で面接室は，かなりな程度プライバシーが保たれた静かな空間であるべきであろう．

面接そのものは丁寧な態度，どちらかと言えばややフォーマルな態度で進める．こうすることで，暴力行為を思いとどまらせるための心理的な距離をとる効果があるだけでなく，患者をかけがえのない人として扱うことが，患者の自尊心を高めることにつながる．患者の個人的な空間を侵害し，触ったり，立ちはだかったり，あるいは逆に大きな机をはさんで座ったりしてはならない．何よりも建設的な治療関係（ラポール，Rapport）を築くようにつとめる．患者に自分が誰であるか，そして患者を助けるためにできる限りのことをしたいと思っていることを伝える．十分な時間をかけて患者の訴えに耳を傾け，たとえ妄想的であっても，それが真実かどうかを議論するのではなく，彼の恐怖心，苦悩，怒りを受容する．他の人は，それ（妄想的なこと）を現実に体験していないだけで，実際に侵入してくると誰もが恐ろしいことを患者に伝えると，しばしば効果的である．同様に，女性の家族や治療スタッフに同席を依頼することで，患者の行動を少し和らげられる場合もある．

しかし，これらの方法が役に立たない患者もいる．とくに，酩酊状態であったり，確固たる信念に固執していたり，著しく易刺激的な場合である．もし治療者が要注意と直感したら，直感に従うべきである．もしどういう方向にもっていってよいか全くわからない場合は，不必要に長時間にわたる面接によって患者のフラストレーションをつのらせてはならない．結局，治療者が患者にどのようにしてもらいたいか，たとえば入院するか，薬を服用するか，隔

離室に入室するかなどを伝える以外に問題が解決しないこともある．

この段階までくると，ますます患者が易刺激的になっていること，患者と2人きりになるときは，診察室を立ち去り助けを呼ぶのが最良の策であること，そして，必要なら上級医に相談したいと患者に伝えることを含めて，差し迫った状況についての認知と対応が必要である．また，このような患者への薬物による対処は，抑制するスタッフがそこにいて，投与したい薬物が準備でき，すぐに投与できるときだけに行う．

7.9 危険性のアセスメント

最近，'危険'（dangerousness）という課題に対してのアプローチが変化してきている．つまり，ある特別の患者が'危険'かどうかということから，ある特定の環境下での特別の状況の中で患者が引き起こす危険度の評価（リスク・アセスメント）にアプローチの焦点が移ってきている．この状況把握の方法の変化により，ある患者がとる危険な行動の可能性について一層明晰な思考が促進されることとなり，精神医学的な決定，その決定のもとになった情報，それらが依拠する論理などの重要性が強調されるようになった．

理論的枠組み

1. あるレベルのリスクが存在していることを認識する

精神科医は患者の自殺の危険性については習慣的に考えるが，それと同じように他害の危険性についても考えることを身につけねばならない．自殺と同じように，暴力の危険性についても時に間違えようのないほど明白なことがある．しかし，いっぽうでそれほど明白でない場合もある．わかり切ったことだが，そのようなリスクそのものの存在を認識することが，自傷他害の危険についてのアセスメントの第一歩であることを強調しておく必要がある．

自殺の場合は，保険統計データで，リスクの高いグループの属性があるかどうかをみることが，その患者の自殺のリスクについての参考になる．同様に，暴力行為におよぶ可能性は症例の人口統計学的（demographic）な属性，あるいは病歴の特徴から予測され，特に重要な情報は過去の暴力行為の既往である．

2．リスクについて特定の側面を明確にする

リスクを伴うことが予測される時，精神科医は以下のことをしなければならない．
- リスクを明確にし予想される危害の重篤度（seriousness）を評価する．
- リスクが現実的なものとなる可能性（probability）を評価する．
- リスクが現実的なものとなる切迫度（imminence）を評価する．

3．リスク軽減のためのマネジメント計画を立てる

このような計画には，今後のリスク軽減への介入に資するため患者の危険な行動の特徴，発生した状況，被害者，促進因子，薬物乱用などについての詳細な報告が活用される．これらの情報を系統立てて整理することが重要である．

リスク・アセスメントの実際

リスクの評価は症例や状況によって違ってくる．最高レベルの保安体制の病院から中等度の保安体制の病院への転院を決定する際になされるアセスメントは，公共の場で奇妙な行動をしている人を救急外来で初めて診察する場合に行われるアセスメントとは異なる．それは単に利用できる情報源や情報が異なるといった問題ではない．アセスメントの目的，方針決定の緊急性，方針の決定が効力を有する期間などが全く異なっている．

リスク・アセスメントの実際の過程は，3つの段階から

成り立っている．すなわち，(1)あらゆる入手可能な情報源から全ての資料を収集し検討すること，そして(2)患者の診察と情報提供者への問診，(3)患者，状況，生じうる被害者などについての様々な質問を自分自身に投げかけてみることである．精神科医は，資料や問診をもとに，暴力行為とそれに直結した出来事，患者の最近および最初期からの病歴，(最近の変化を含めた)患者の社会的・物理的環境，精神状態について可能な限り十分な臨床像を得るようつとめる．患者自身から聴取した病歴や行動と，第三者とくに家族や看護スタッフによる観察との間で食い違っている部分について，十分な注意を払う必要がある．

暴力行為

リスク・アセスメントは，一般に既に暴力的になったことのある患者，あるいは暴力をほのめかす患者に対して必要である．そのような症例では，暴力行為にまつわるこれまでの詳細な記録をとることが何よりも大切である．患者自身から，暴力行為を減弱させるのに有益な情報が得られることもある．また，特に警察の記録にある目撃者の証言などの客観的記録が重要である．目撃者の証言からは，暴力行為の効果的な分析に加えて，暴力行為による情緒面への衝撃の大きさを鋭くかつ肌で知ることができる．こうした精神面への衝撃は何度も入院が繰り返されているうちに，容易に忘れ去られている．

上記のような暴力行為についての記述から，現在露呈している精神症状について他では知り得ない手がかりを得ることもある．解体した行動，幻覚に支配された反応，奇異な動作などから精神病が推測できるかも知れない．患者は，怒ったり，恐れたり，あるいは感情的な反応が失われているように見えることもある．また，患者の行動が計画的であったり，衝動的であったり，欲求不満への反応であったり，あるいは偽りの体験のようであったりする．そして，防衛手段として，あるいは極度に粗暴な暴力行為と

して凶器が使われたりする．

直前のあるいは少し前からの出来事

　暴力行為の直前に生じた出来事が，促進因子を示唆することがある．患者は，大切な人を失ったり，あるいは失うのではないかと恐れていたのかも知れない．あるいは誰かに拒絶されたり，自尊心を傷つけられる体験をしたかも知れない．住居や金銭的な危機にさらされていたのかもしれない．あるいは，治療を拒否していたり，薬物やアルコールの乱用があったのかも知れない．また，明らかな原因がなくても精神症状の再燃はありうる．暴力行為への変化のパターンの中に，行き詰まって犯罪に走らざるを得なかった患者の生活が見てとれることもある．患者は社会的に極度に孤立し引きこもっていたり，これまでになく短期間しか一カ所に腰を落ちつけることができず，再々引越しをしていることもある．このような'社会生活面の落ち着きのなさ'(social restlessness)は，理不尽な暴力行為を引き起こす精神病患者の病歴の中に見出される不気味な前兆とみなされている．

病歴

　暴力行為に関連した領域に十分な注意を払いながら，包括的な精神医学的病歴を整えていくことが，あらゆるリスク・アセスメントの基本的な部分である．

過去の暴力行為

　過去の暴力行為は，それぞれの事件ごとに記載されるべきである．警察沙汰になった行動は，罰則，有罪判決，刑罰などの判決処分について，刑罰（拘留）期間を含めた詳細な記録とともにすべて事実関係を確認する必要がある．警察沙汰にならなかった暴力および犯罪行為についても，できるだけ生育歴の早期から記録しておく．いわゆる'ドメステック・バイオレンス'（家庭内暴力）も無視してはならない．たとえば暴力が次第に深刻な段階へとエスカレー

トしているのか，あるいは頻度が減っているのかなどのパターンを記録する．

暴力行為への暴露体験

患者が被害者としてあるいは目撃者として暴力に遭遇したことがあれば，生育歴の最初の段階から詳細に記載する．また，'治療保護歴' も書き加えておく．虐待の被害者は，加害者への同一化などの防衛機制が働くので，虐待する側にまわる可能性も高くなる．もっともそうした心理的メカニズムは，間違って理解されているのであるが．

精神医学的病歴

患者の精神医学的病歴は，以下のような要因に注意しながら，再構成される必要がある．すなわち，①症状の出現様式，②過去に下された診断的フォーミュレイション，③患者の意志に反した精神保健法に基づく入院，④これまで行われた治療的介入の内容，効果，治療反応性の時間的経過，⑤治療についての説明や助言に対する理解，治療へのコンプライアンス，精神医学的援助への自発的な希望など病識に関するいくつかの側面から構成される．外来でのマネジメントの成功あるいは失敗の原因については，特に重要である．精神疾患と暴力，攻撃性が切り離しては考えられない関係にあることが明らかになってくることもあるが，一方で全く無関係な場合もある．

アルコール・薬物乱用

アルコールと薬物の乱用歴は詳細に聴取し，特に薬物の使用と精神疾患の関連や，暴力，攻撃性との関連について注意しておかなければならない．これらの関係は重複したり錯綜しており，たとえば酩酊時にみられた暴力行為が精神疾患に先行していることもある．また，ある場合は，薬物使用が暴力を伴いやすいそれまでの精神病症状を悪化させたり，あるいは病気の再発そのものが薬物使用によって促進され暴力に至ることもある．また薬物の使用量の増加

は，患者が'症状の治療'のために試みている結果のこともある．さらには，精神疾患のために失業し，その後薬物を手に入れるため犯罪行為に至ることもありうる．

性心理・対人関係についての病歴

性心理的あるいは対人関係に関する病歴を詳細に調べる必要がある．幼少期に性的虐待を受けている者は，成人してから性的虐待の加害者になる可能性が有意に高いといわれている．他者と短期間で不十分な交友関係しか持てないという傾向は，パーソナリティ障害の範ちゅうに含まれるかも知れない．異性に対する接し方や性的空想についても理解が深められる必要がある．性機能不全や性嗜好異常などを含む性的な精神病理も留意すべきであり，特に後者の場合，合意によらない行為があった場合は注意が必要である．性的関係にあるパートナーは，とくに病的嫉妬など精神疾患に関連した激しい暴力の被害者になりやすく，一連の関係の持ち方の特徴から，そうしたパターンを見いだせることもある．

環境

患者を取り巻く状況が，どのようにその問題行動に影響しているかを考慮しなければならない．患者は誰と会っていたのか，友人や家族の患者への接し方，たとえば患者に不法薬物やアルコールをすすめたり，治療へのコンプライアンスをそぐようなことが要因になっていないか．患者のふだんの活動パターンがその問題行動に影響していないか．患者の居住環境は適切なものであるか．

なぜその人が患者の被害の対象となったかという問題もはっきりさせておかなければならない．被害者は見知らぬ人か，面識のある人か，家族か．個人を対象としたものか，標的となった範ちゅうの一人であったのか，あるいは無差別なのか．

精神状態

自殺の可能性のある患者に，自己を傷つけることについて問診する必要があるのと同じように，暴力行為の可能性のある患者にも暴力をふるう気持ちがあるかどうか率直にたずねる必要がある．また，特定の対象が存在するのかどうか（特にすでに脅威を与える行動が始まっている場合），方法，計画について聴取しておく必要がある．

特に精神病によく認められる暴力行為は，脅迫されている，支配されている，あるいは，何か外からの力が自分に乗り移っているといった妄想を伴っていることが多い．行動が妄想に支配されている場合は，その妄想は恐怖，猜疑心，怒り，困惑などを伴っていることが多い．また暴力的な内容の幻想と同様に，患者からの威嚇についても深刻に受け止めておかなければならない．このことは，怒りの感情から殺意をあらわにする患者や，家族ともども死んだ方がましだとほのめかす深い抑うつ状態の患者にも当てはまる．

患者の病識に関しては，自分が病気であることを受け入れているかどうか，治療を受けることに同意しているかどうか，体験している精神病症状の本態について理解しているかどうかなどについて吟味する必要がある．妄想への確信が揺らいでいる状態が，安全であるとはいいがたい．誤った思い込みに基づく行動は，それを確信している時以上に，どちらかはっきりしない不安定なときによくおこる．

患者を取り巻く外的状況を明らかにすると同時に，患者の内的な世界を探ることも重要である．現実に起きた出来事と同様に，暴力行為とそれに至った促進因子についての患者自身の内的な意味合いを理解することが大切なわけである．このことは，たとえば，ある人が，自分ではとるに足らない少量の服薬量と思って服薬した薬物が，結果として致死量であったといった例にたとえられる．

患者が，自分の暴力行為を完全に否認したり，あるいは

それに対する個人的な責任はないと主張する時は、罪責感情が欠如しており、それは重大な兆候を意味する。患者が受けてきたこれまでの治療に対する態度を、チェックしておく必要がある。

患者のパーソナリティに関連した事柄も、検討しておくべきである。交友関係を持てるかどうか、逆に冷静に対処できるかどうかなどパーソナリティの強さはリスク軽減に役立つことがある。ひねくれや欺瞞は不安定性（リスク）を増す。また、統合失調症にしばしばみられるパーソナリティ面の障害によりもたらされる自発性の低下のため、症例によっては暴力のリスクが減ることもある。しかし一方で、このような患者では精神症状の把握が難しくなるため、行動を予測することが困難になることもある。

リスク・アセスメント：情報の統合

起こりうる被害がどの程度深刻なものか、それが実際に起こる可能性、そして現在どの程度まで切迫しているかを判断するには、相当量の情報を統合的に理解する必要がある。患者および彼を取り巻く環境、暴力の対象者との相互作用が複雑に絡み合っている状況を理解するには、こうした状況に至った幼児期、青年期、成人期の発達のパターンを把握しなければならない。また、これまでに自分が診療したか、もしくは文献で紹介されている同じ病名の症例にみられるパターンと比較対照すると、予測が立てやすくなる。

7.10　リスク・マネジメント

精神科におけるリスク・アセスメントの目的は、適切な介入によって将来起こりうる被害を防止することである。効果的な方法によって、変えるべき、あるいは変わりうる患者の状況や精神症状を変化させることができる。リスク・マネジメントでは、介入の効果があがり難い、たとえば脳器質性障害に基づく重大な影響なども考慮に入れるこ

とになる.また,それぞれの介入の効果を経時的にモニターすることが重要である.すなわち,長期的なリスク・マネジメントは,リスク・アセスメントに次ぐインターベンション,そしてリスク軽減の成功あるいは失敗についての再評価をするといったリスク・アセスメントとインターベンションを繰り返し継続していく過程から成り立っている.換言すると,患者のマネジメントにはフィードバック・モニタリングの継続が必要である.

危険を強く匂わせる患者に対するマネジメントの計画と方策は,多くの専門分野からなる治療チーム(multidisciplinary team),特に患者のマネジメントにおいてそれぞれの分野で専門的な役割を受け持つ人々によって決定されるべきである.マネジメントの成功は,チームが効果的に機能するかどうか,あるいはチームの中ではっきりした責任分担ができているかどうかにかかっている.チーム内での,あるいは他の機関との情報交換が不十分だと,マネジメントの失敗,およびその結果生じる悲劇の原因となりうる.

効果的なリスク・マネジメントは,ひとつの大きな決定事項を一連の細かなステップに分割していくことから成り立っている.担当する患者が2週間後病院を訪れるまでの間に,誰かに危害を加えることはないだろうと判断することは,現実に可能と思われるが,漠然とした将来にわたって患者が安全かどうかを正確に予測することは容易なことではない.コミュニティの中での現在の支援サービスや友人や家族など,現在の患者をとりまくコミュニティの状況からも,短期的なことしか確実には予測できない.

以上のような問題点を考慮に入れ,今後予測しうる事態を包括して,計画をたてる必要がある.これらは文書として記録し,医療チームの関係者に知らせるようにする.先に述べたように,計画には,すべて効力のあるモニタリングが前提であり,そのためには成功,失敗双方の介入が記録されなければならない.不成功に終わった介入については,今後の適切な対処方法を明確にする必要がある.な

お，リスク・マネジメント計画はその地域で実際にできることは何かを考慮して立てなければならないが，もし必要最小限の社会資源さえも得られないのであれば，計画自体を断念せざるをえないこともありうる．

第8章
特別な問題

- 8.1 小児自閉症　*156*
- 8.2 多動性障害　*157*
- 8.3 特定の発達障害　*158*
- 8.4 自殺と故意の自傷　*158*
- 8.5 飲酒問題　*163*
- 8.6 薬物依存　*166*
- 8.7 性および夫婦関係の問題　*170*
- 8.8 摂食障害　*176*
- 8.9 身体化　*180*
- 8.10 母子問題　*183*
- 8.11 てんかんと関連神経精神医学的症候群　*188*
- 8.12 頭部外傷　*199*
- 8.13 若年発症の痴呆　*200*
- 8.14 中枢神経系の感染症　*202*
- 8.15 脳血管障害　*203*
- 8.16 多発性硬化症　*203*

8.1 小児自閉症 (childhood autism)

　自閉症や自閉症スペクトラムの障害をもつ子ども，あるいは大人は，社会的関係を持つことの障害，コミュニケーションの障害，そして想像的な関心の発達の障害の組み合わせからなる症候を示す．この疾患の最も特徴的な障害は，他人と相互的な社会的関係をつくったり，他人の心理

状態を理解したり，関心事を共有したり，あるいは友情その他の親密な関係を作っていくときに彼らが示す困難さである．彼らの言葉は通常の水準まで発達しておらず，特異な関心事で占有されている．例えば，言葉の豊富さに欠けており，喋るのは必要なことを人に頼むときだけであったり，あるいは，逆に饒舌であっても繰り返しが多く，会話というよりはむしろ独り言に近いこともある．また言語力が発達していても，代名詞転倒 (pronoun reversal, たとえば「あなた」というべきところで「私」という), 遅延反響言語 (delayed echolalia), 常同言語 (stereotypical speech) が一般的にみられる特徴である (即時反響言語 immediate echolalia もみられるが，これは単に言葉の遅れのある子どもや，話し言葉を覚え始めたばかりの子どもにもよくみられる)．

興味と行動範囲の限定および反復が特徴的で，毎日の生活は絶え間ない儀式的行為で占められる．このような日々の決まりきった日課や環境にわずかでも変化があると，患者は苦痛を感じ怒る．この疾患の不全型も存在する．完全型では通常，症状が長期に持続する．長期にわたるアドバイスと指導が必要とされ，家族に対してもサポートが必要である．専門的な療育が推奨される．行動療法は，コミュニケーション能力を向上させるとともに容認できない挑戦的な行動を軽減させることができる．

8.2 多動性障害 (hyperkinetic disorder*)

多動性障害は，以下に示す障害の組み合わせから成り立っている．①多動，特におとなしくしなければならない場面での多動，②あらゆる場面での不注意とまとまりのない行動がみられること，③待たなければ満足が得られないときや他人と何かを共有したり，順番を待つことに対して

---

* 訳者注：注意欠陥多動性障害 (attention deficit hyperactivity disorder, ADHD) と同義．ICD-10 では多動性障害，DSM-IV では注意欠陥多動性障害と呼ばれている．

衝動的な反抗をみせることなどである．家庭や学校で，速効的な強化に重点を置いた行動療法的アプローチが有益である．メチルフェニデートや dexamphetamine などの精神刺激薬による薬物療法が多動を抑制するのに有効である．そこで，重度の多動を伴う子どもの場合は精神刺激薬が行動療法的・教育的なサポートと組み合わせて用いられる．

8.3 特定の発達障害

これらは，一つ以上の発達機能障害があり，そのため一般的な発達レベルにとどかない障害である．発達機能によっては，年齢に応じた標準値をもつ信頼できる有効なテストがある．たとえば読書能力のみの発達遅滞の場合，標準的な読書テストを施行する．年齢と IQ を考慮に入れ，この成績が5パーセンタイルより悪ければ，心理士の定量的な評価による診断が行われる．計算能力などその他の知的能力については満足のいく基準がない．運動能力や記憶，注意などの障害については臨床評価に基づいて診断される．これらに問題が認められれば，治療教育が行われる．二次的な精神医学的機能障害を予防するためには患者と家族に対するカウンセリングが必要となる（83-87頁参照）．

8.4 自殺と故意の自傷（deliberate self-harm, DSH）

自殺の頻度はどれくらいか？

・自殺は公衆衛生上の主要な問題のひとつである．最近 WHO が行った英国を含むヨーロッパ13カ国におけるパラスイサイド（159頁参照）の調査によると，自殺企図の年間発生率は，男性では10万人あたり136人，女性では10万人あたり186人と報告されている．英国で

の自殺既遂率は年間10万人あたり10人以下で,死亡者全体の1％にあたる.先進国の一般人口における自殺は,死亡原因の第9位であり,思春期・青年期の死亡原因の第3位である.また,自殺既遂者1人あたり8～10人の自殺企図者がいることになり,自傷行為の致死率は高いといえる.自殺についての適切な評価,治療,防止は,恐らく精神科医にとって最も重要なスキルである.

実用的な定義

'自殺行為（suicidal behaviour）'という概念は,自殺念慮から自殺既遂まで連続的な幅広い行動を含んでいる.自殺に関する用語については,まだ十分なコンセンサスが得られるには至っていない.本書ではICD-10に基づく以下の定義を用いる.

- **自殺**（suicide）：自らの意志で自分の生命を危険にさらす行為で,結果として死に至る.
- **パラスイサイド**（parasuicide）：故意に自傷したり,処方された量や一般に治療的とされている量以上の大量の薬物を服用するも,致命的ではない行為をいう.自殺企図（suicide attempt）という用語は,パラスイサイドの原因の1つとして,死を意図するという内容を含んだ用語としてよく用いられる.
- **故意の自傷**（deliberate self-harm, DSH）：薬物を大量に服用するなど有害であることを知っていながら故意に行う,致命的でない行為をいう.

自殺を完遂する人々と自傷（パラスイサイドと故意の自傷）後生き残る人々との間には本質的な大きな隔たりが生じてくる.精神科医に向けられた課題は,この2つのグループ間の重複した部分である.

自殺のリスク・ファクター：自殺のリスクに関連した病歴上の特徴

主なリスク・ファクターは以下の通り：

1. **自殺の意志の表明**：自殺で死ぬ人の約3分の2は,事

前に誰かに自殺の意志を伝えている．自殺を口にする人は実際には自殺しないという考えは誤っている．

2. **自殺企図の既往**：WHOによるパラスイサイドに関する多施設共同研究によると，自殺した人の4割以上が少なくとも過去に1回の自殺企図があったとしている．また，自殺企図を繰り返す人の20%近くは，最初の自殺企図から12カ月以内に2度目の自殺企図を行っている．

3. **精神疾患の存在**：自殺既遂者の9割以上が，自殺直前に精神障害に罹患していた．パラスイサイドを行った症例でも精神障害の有病率が大変高い．自殺のリスクが高い障害は，大うつ病，双極性障害，統合失調症，薬物・アルコール依存症である．

さらに自殺のリスクとして覚えておくべきことを以下に示す．

・疼痛を伴う身体疾患
・喪失体験
・衝動的なパーソナリティ特性
・社会的孤立
・男性
・失業
・下層階級
・高齢（しかし，若年男性の比率も高くなっている）
・故意の自傷の既往
・ある種の専門職（医師，獣医，農業従事者）
・ある種の少数民族（インド人女性）

高い自殺のリスクに関連した特徴（表8.1参照）

・自殺念慮の持続や反復（常に自殺念慮について尋ねるよう心がける）
・絶望感
・抑うつ
・焦燥感
・病識の保たれた初期統合失調症（統合失調症という病気に含まれる意味合いに気づき，自分の将来が制限され

表 8.1 自殺企図の反復と自殺既遂へのリスクの高さを示唆する特徴

高リスク (higher risk)	低リスク (lower risk)
パラスイサイド・故意の自傷の既往	初めての企図
計画的な企図	衝動的な企図 (計画していない)
孤立した状態での企図	他人の前での企図
救命を避けるための配慮をしていること	救命される可能性が高い状況、あるいは積極的に救命を求めていること
致死的な方法 (縊首、銃)	致死的でない方法 (大量服薬)
死を願って行った患者	結果についてあまり考えていない患者*
救命されたことを後悔する	救命されたときに安心する
遺書または自殺の意志を書き残す	遺書など書き残したものはない

*著者注:患者自身の主観的な意図や期待が重要な問題であり、実際の医学的な重症度とは別である.

たことを知った若い患者)
- 作為体験，貧困妄想，罪業妄想の出現
- アルコールあるいは他の薬物の影響下にある状態（中毒状態＝自己制御能力の低下＝自殺のリスク）

自殺・自傷の系統的リスク評価

自殺企図に結びつく可能性のある自殺念慮，および自殺行為を繰り返す可能性を評価し，自殺の危険性のある人を同定することが，この評価の目的である．最終的な目標は自殺の予防である．

1. パラスイサイドあるいは自傷から回復しつつある患者の場合，精神医学的評価を行う前に，身体的に安定しているかどうかを確認する．大量服薬後，傾眠状態にある患者の評価は信頼性に欠ける．
2. 最初の重要なステップは，常に患者の気持ちに配慮しつつも，率直に患者の意図を尋ねることである．ただし，自殺そのものについて聴いたからといって，それが直接自殺の予防につながるというわけのものではない．鍵となる質問の例としては4頁を参照．
3. 評価の基本は精神障害が存在するかどうかを判断することである．つまり精神状態について詳しく調べ，精神医学的病歴を聴取する．
4. 前記のリスク・ファクター全てについて検討する．この際，系統的にリスク・ファクターを検討するのに有用で，弾力的な使用が推奨されている評価スケールがある．付表3のSAD PERSONSスケールとリスク救助評価スケールを参照のこと．
5. 促進因子があれば明らかにする．ライフ・イベント，対人関係，就労状態，経済状態，法律・警察問題，住居，性的適応，身体的健康（特にHIV），喪失体験などで葛藤状況はないか．将来の自殺のリスクを予防し，軽減できるのであれば，促進因子を検討し，解決する．
6. 最後に，患者の生活している環境下で得られる支援の

程度を評価する必要がある．利用できる社会的支援と，これまでに行われた対処計略についても評価する．患者の家族や家庭医から援助が得られるか．
7．疑問があれば，必ず経験を積んだ先輩の医師にコンサルトする．

以上の鍵となる側面全てが十分検討された後に，治療計画をつくる．精神科医の介入が成功して自殺を防止できた場合でも，効果についての証拠となるというわけではなく，周囲から認められないこともしばしばある．しかし，自殺が完遂された場合は失敗とみられる．これは精神科医という専門職にとって皮肉な事柄であるだけでなく，法的責任を問われることもある．実地臨床上のアドバイスとしては，診療録に患者の評価を詳細に記録し，治療期間中は継時的に評価を更新し，自殺のリスクをモニタすることである．即ち，実際的な治療計画へと導く系統的で注意深い評価と，治療経過についての継時的な再評価をすすめていく．自殺と自傷への対応についての詳細は表8.1と付表3を参照のこと．

8.5 飲酒問題

精神科の診察において飲酒歴の聴取が重要であることはよく知られているが，しばしば見過ごされたり，つぎはぎであったりする．臨床医は，自分が十分に研修を受けていなかったり，忙し過ぎると感じていたり，あるいは飲酒問題をかかえる患者は対処が困難で時間の浪費であると感じていたりもする．重症のアルコール依存症患者が泥酔状態や易刺激的な状態，あるいは自殺しそうな危機状態で頻回に受診するといったことがあれば，こうした見方が強化される．飲酒歴を聴取することは，事実を単なる知識として得ることではない．患者と良好な治療関係を築くチャンスであり，困難な状況を柔らげることができれば，そのこと自体有益である．

最初から飲酒量や飲酒頻度を質問することで患者に対峙

生活歴というコンテクストの中での飲酒歴

1. 家族歴：飲酒に対する家族の態度．アルコール飲料を家に置いているかどうか．両親，その他身近な家族，同胞の飲酒歴，アルコールその他の精神医学的問題の家族歴
2. 生活歴：出生歴，発達歴，学校の出席状況および成績，友達との関係，無断欠席，教育的到達度
3. 職業歴：どんな職業か，アルコールと関わりのある仕事かどうか，飲酒と関連した職業上の問題（解雇，欠勤，頻繁な転職）
4. 性および結婚歴：性的問題，幼少期の性的虐待体験（とくに飲酒問題をかかえている女性に重要），HIV感染の危険のある行動，飲酒に関連した夫婦間の問題，別居，離婚，子どもとの問題
5. 経済と住居に関連する問題：住宅問題，家賃の滞納，立ち退き問題，隣人との問題
6. 違反歴：飲酒運転，泥酔時の乱暴，暴力行為などによる有罪判決
7. 身体および精神医学的既往歴：飲酒と関連した身体的および精神的問題，事故に特に注意を払う．また，うつ病，不安・恐怖，病的嫉妬，自殺企図，薬物乱用について具体的に質問する．
8. 病前性格：飲酒問題が発展する以前は具体的にどのような性格傾向であったのか患者自身にたずねる．

飲酒歴

飲酒パターンの変化と現在の飲酒量
以下の項目について，それをはじめた年齢を尋ねる．
- 初めての飲酒
- 週末ごとの飲酒

- 昼食時のきまった飲酒
- 早朝の飲酒

上記各段階の飲酒量を明確にし，飲酒の頻度，酒の種類と各々の飲酒量を記録する．仲間と一緒に飲むのが好きか，酒場でひとりで飲むのが好きか，家でひとりで飲むのが好きかを記録する．また，連続大量飲酒をしたことがあるかどうかを記録し，禁酒したことがあれば，その期間の詳細についても記録する．

過去24時間，6カ月間，12カ月間の飲酒量について情報を得る（1単位：純アルコール8〜10 g：ワインであればグラス1杯，通常のアルコール度数のビールでは半パイント (0.57リットル)，蒸留酒ではウイスキーグラス1杯）．

アルコール依存症の進展

離脱症状およびその他のアルコール依存症候群の症状 (ICD-10) が始まった年齢を記録する．
- 飲酒に対する抑え難い欲求
- 飲酒行動を制御することの困難さ
- 耐性
- アルコールに代わる喜びあるいは興味を次第に無視するようになること
- 明らかに有害な結果が起きているにもかかわらず依然として飲酒を継続すること

アルコール関連問題

飲酒に関連した身体的，神経精神医学的，社会的問題のあらましを記録する．
- 身体的問題：胃炎，肝炎，肝硬変，膵炎，消化性潰瘍，食道静脈瘤，食道癌，けいれん発作，認知障害，末梢神経障害，小脳変性，貧血，心筋症，筋炎，頭部外傷など
- 神経精神医学的問題：ブラックアウト（記憶の欠落），病的酩酊，振戦せん妄，抑うつ，不安・恐怖，自殺企図，病的嫉妬，パーソナリティ変化，性機能障害，離脱時の

第8章 特別な問題

幻聴，アルコール幻覚症，摂食障害など
・社会的問題：夫婦間，職業，あるいは経済上の問題，犯罪歴など

最近の典型的な過量飲酒の1日について

多くの患者はいつもの1日の典型的な過量飲酒について説明できる．これができない患者は，飲酒量が日によって異なり，週末に連続飲酒する傾向の認められることがある．患者に朝，目覚めたときからの1日の行動について詳細にたずねる．最初の飲酒についてのタイミングのとり方と飲酒量およびそのときの患者の様子をたずねると，依存の程度を判断するのにたいへん役立つ．たとえば，振戦とびしょぬれの寝汗の中で午前4時に目がさめ，ベッドの脇にあるアルコール度数の強い缶ビールに手を伸ばす人は，昼食時にはじめて飲酒する人とは明らかにアルコール依存の段階が異なる．また別の例では，朝の9時から職場の化粧室で，隠れてウォッカを瓶ごと口にする専門職の女性と，午後5時に飲み始める女性とでは，やはり依存の段階が異なる．

他の薬物使用

他の薬物を使用したことはないか（次節を参照）．

治療歴

過去にどのような治療を受けたか．家庭医，地域のアルコールチーム（強制的か自発的か），総合病院または精神科病院での外来あるいは入院治療，入所によるリハビリテーション，自助グループ（AA）．

8.6 薬物依存

スクリーニングのための質問に対する答えやその他の情報（たとえば薬物をスクリーニングするためのルチーンの尿検査など）により，患者が薬物を使用している疑いがあ

る場合には、さらに詳細な薬物使用歴を聴取する必要がある。以下の項目は、明らかにする必要のある骨子と、そこでなされる質問である。

病歴における重要な要素

- 患者はどのような薬を使用しているか。
- 使用の頻度はどれくらいか。
- その人の典型的な薬物使用パターンはどんな型か（日単位あるいは週単位で）。
- 薬物摂取の方法はどうか（経口、吸煙、経鼻、注射）。
- 薬物使用によって患者はどのような効果を期待しているか。
- その薬物への依存の証拠となる身体的、精神的徴候があるか。
- 患者が行っている危険な行為は何か（注射、注射針の共有、危険な性行為、薬を手に入れるための性行為）。
- 薬物使用の期間はどれくらいか、それがどのように進展してきたか。
- 薬物使用に随伴する問題として、どのようなものがあるか（身体的、心理的、家族、職業、法的問題など）。
- 薬物問題で過去にどのような治療を受けたか。断薬した期間はあるか。もしあればどのようなことが断薬の達成に役立ったか。何がきっかけで再び常用するようになったか。

さらに、患者から社会生活歴を聴取するとき、患者の主な社会的接触は、薬物常用者の範囲に限られているのか、それとも薬物使用をしていない友人、家族、またはそれ以外の人がいて、誰かに援助を期待できるのかどうかなどについても評価する。

聴取すべき薬物使用歴の概要

現在の薬物使用

現在患者が使用している薬物は何か。前回の薬物使用について患者自身に説明してもらい、典型的な1日の薬物使

用について把握する（どんな薬を，どれくらいの頻度で，いかなる方法で摂取するか）．薬物使用の状況についてもたずねる．例えば，特定の社会的状況でしか薬物を使用しない人（たとえばダンスパーティーでエクスタシーを使用する）もいれば，離脱症状を回避するために薬物を常用する段階に至っている人もいる．もし，薬物を毎日使用しない場合には，典型的な1週間の薬物使用について質問する．患者は離脱症状を経験しているか（患者自身に説明してもらう）．薬物を使用しない時，衝動的欲求（craving，薬物に対する渇望）を経験するかどうかもたずねる．薬物に対する耐性の上昇，責務や楽しみより薬物探索を優先するなどの他の依存症状についても質問する．また，現在患者が，危険な注射（鼠径部や頚部への注射，注射箇所の感染），注射針の共有，危険な性行為などをしていないか．どうやって薬物購入の資金を得ているのかなどについてもたずねる．

薬物使用歴

現在の薬物使用状況に加えて，過去に別の薬物を使用したことがあるかどうかを質問する．もし患者が複数の薬物を使用していた場合は，一度にそれらすべてを評価しようとするよりも，それぞれの薬物について年代順に使用歴をたずねたほうが話を進めやすい．

薬物を初めて使用した年齢を聞き，その後いつ頃から常用するようになったかについてたずねる．また，最大どれくらいの頻度で，どれくらいの量を使用するのか，断薬した期間があるかについてもたずねる．離脱症状がある場合，初めてそれを経験したのはいつで，どのような症状であったか（患者自身の言葉で説明してもらう）．さらに，現在はなくても，過去に薬物を注射したり，仲間と注射針を共有したことはなかったか．その他（前述したような）薬物摂取に伴う危険な行為がなかったか．どんなことが，断薬する上で助けになったり，あるいはその後の再使用に影響を及ぼしたかなどについても尋ねる．

薬物使用の合併症

身体合併症

薬物そのものによる合併症と薬物の摂取ルート上の合併症の両方を含める．肝炎と HIV についてはとくに注意してたずねるようにする（たとえば，「肝炎や HIV にかかったのではないか，と心配になったことが今までにありますか．なにか検査を受けたことはありますか」など）．膿瘍，深部静脈血栓，敗血症といった注射による合併症や，過誤による大量摂取などについても尋ねる．

精神合併症

精神症状と薬物使用との関連について尋ねる．因果関係を引き出すことはむずかしいかもしれないが，このような質問によって得られる最初の情報が，全体的な評価に役立つ．

家族，仕事，および法的な問題

患者の生活の中で，薬物使用が家族，仕事および法的な問題に及ぼす影響について尋ねる．

治療歴

過去に薬物の問題で援助を求めた経験があるか尋ねる．家庭医や薬物依存ユニット，NHS 以外の組織から援助を受けたことがあるか．援助の内容はどんなものだったか．たとえば薬物投与，解毒，心理療法あるいは自助グループでの治療を受けたのか．過去の治療の中で患者が役立ったと思うのは何か．

患者の現在の希望と意向

薬物乱用者に対する治療にはいくつかの到達目標がある．断薬はその一つであるが，安全な薬物使用が現実的な治療目標になる患者もいる（ハーム・リダクションの節を参照）．薬物使用について，患者がどのようにしたいか尋

身体的診察での注意点

身体の診察では下肢や鼠径部を含め注射箇所を調べる．患者が注射しているなら一番最近のものはどれかを尋ねる．膿瘍や感染洞，深部静脈血栓の徴候を探す．

情報のチェックリスト

病歴聴取を終えるまでに以下の項目について判断できる十分な情報を得るべきである．
- 患者は薬物依存者かどうか．
- 薬物使用に関連して患者はどんなリスクを冒しているか．
- 薬物使用と関連した問題が現在あるかどうか．

8.7 性および夫婦関係の問題

性機能の障害と性欲の障害

病歴

少なくとも病歴の一部は本人，パートナーそれぞれから個別に聴取するが，多くは同席面接で有益な情報がえられる．同席面接は夫婦関係を直接観察できる機会でもある．
- 問題の性質や持続期間などについての特徴．それは性欲の障害なのか，性機能の障害なのか．
- 最後に性交に成功したのはいつだったのか．
- その問題はすべての状況で生じるのか（たとえば他のパートナーの場合や，自慰の場合），それとも今の二人の関係に限られているのか．
- 毎回起るのか．もしそうでないなら，どれくらいの頻度で起るのか．
- 状況を改善あるいは増悪させる因子があるのか．
- 問題が起きたときの患者，パートナーの反応はどうか．
- 性機能障害に付随する問題（たとえば早漏に伴う女性の

オルガスムの欠如など).
・問題を解決しようとするこれまでの試み(夫婦共々の意志でいっしょに治療を受けたことなど).

関連する要因

たとえばアルコール摂取, 喫煙, 脊髄損傷, 糖尿病, 高血圧, 精神疾患とその薬物治療, 身体疾患, 手術, ストレス, 心的外傷体験(性的虐待やレイプを含む), 最近のライフ・イベント, ライフ・サイクルの段階など.

夫婦関係全般の質

夫婦間のコミュニケーション, 嫌悪感, 抑圧, 距離と親密さ, 病弱, 力関係, 責任感. 不倫があるか, 性生活の満足度, 不妊の問題. 夫婦が出会ってからの期間, 性的な嗜好と性行為の実際, 性的抑圧. パートナーそれぞれから聴取する生活史として, 性的な発達, 以前の交友関係と性的経験, 性についての家族の態度, 知識のレベル, 思春期, 初潮, 産科受診歴, 避妊, 閉経, ホルモン補充療法, 骨盤の外傷と手術, 性的逸脱, 加齢の影響など.

生活史と家族歴の全体像は診察前の自己記入式質問紙によってえられることが多い.

マスターベーション

過去および現在—マスターベーションに対する態度, 罪悪感, 空想, 技術など. オルガスムは得られるか.

身体的検査

すべての症例に必須ではないが, 勃起障害と腟けいれんの場合には一般に身体的検索が勧められる. 身体的検査は専門家により行われるべきである. たとえば, 泌尿器科医や患者のかかりつけ医である婦人科医など.

診断上の要点

男性側の問題として:

- 勃起障害（impotence）
- 早漏（premature ejaculation）
- 遅漏（delayed ejaculation）
- 性的欲求の欠如（loss of desire）

女性側の問題として：

- 腟けいれん（vaginismus，腟周囲筋群の有痛性けいれんで，通常性交を阻害する．性交への恐怖や嫌悪感により生じる場合もあるが，器質的な病因によることもある），
- オルガスムの機能障害（orgasmic dysfunction）
- 性交疼痛症（dyspareunia，性交時の疼痛）
- 性的欲求の欠如（loss of desire）

夫婦関係に由来する問題は以下のものが含まれる：

- お互いの性的欲求が一致しないこと
- 性的嗜好や性行為についての不一致

率直に以下の事柄について尋ねる．朝あるいは夜中に自然な勃起がみられるかどうか（もしあれば心理的な病因を示唆する），アルコール摂取，薬物使用，ストレス，それ以外の精神医学的問題，糖尿病，高血圧，脊髄損傷，骨盤外傷または手術，泌尿生殖器感染症など．

射精あるいはオルガスムについての機能障害の診断に用いられる検査はないが，SSRIその他の抗うつ薬の服用についてはたずねておく．

勃起障害について調べる際に基本的なポイントがある．抗うつ剤，利尿剤，制酸剤，降圧薬などの服用について質問する．下肢の反射および精巣挙筋反射，ペニスの感度，血糖あるいは尿糖レベル，性器の診察などとともに動脈血圧は診断に役立つ指標の一つである．勃起障害の診断上最も有益な情報は，（もし可能なら）パパベリンあるいはプロスタグランディンを海綿体内に注射することである．もし注射により勃起が起これば，勃起障害の病因として血管性のものは除外され，心因性あるいは神経性であることを意味する．病因は，臨床的立場から決定されるべきことだが，しばしば複数の原因が存在すると仮定する必要があ

る．さらに動脈造影，海綿体造影などの検査が，手術の適応が考慮される場合には必要である．

男性の性的欲求の問題ではホルモンレベルの測定から得られる情報が診断に役立つことがある．

腟けいれんの場合は，内診が診断に欠かせない．しかし多くの医療センターでは，それは初診時ではなく，後日患者が診察に不安を感じなくなってから行われる．

性的逸脱と性不耐症（sexual deviations and gender dysphoria）

病歴

性的逸脱の場合，患者はそれを否認することがよくある．本人から正確な陳述を得るには，たとえば，児童虐待の傾向がある男性の場合，自由に答えられる質問（open question）と，遠回しに問題点に近づくことが有用である．

逸脱行為の詳細を患者から聞き出す：
- どれくらいの頻度で起こり，いつ，どこで，誰と．逮捕されたり有罪になったことがあるか，空想と関連しているかなど．
- どんな想像や感覚を体験するのか．性的興奮を得るためにどんな視覚的イメージや道具を用いるのか．性的逸脱と同様に正常な性的はけ口をもっているのか．マスターベーションのときどんな空想をするのか．
- 性的衝動がどれほど強いか（マスターベーションの頻度や患者の望む射精の頻度で判断できるかもしれない）．
- 逸脱行為はどれほど危険なものか．法律に反するものか．その行為は患者または他人を傷つけるのか．犠牲者への共感はあるのか．
- 家族やパートナーはその行為について知っているのか．彼らの態度はどうか．
- 犯罪歴はあるか（逸脱行為に関連して，あるいは他の理由で）．

- 患者に心からその行為を治したいという動機づけがあるのか，単に懲罰を避けるためだけなのか．
- もっと「普通」の性行為においても性的機能不全を伴っているのか．

性不耐症（gender dysphoria）

性不耐症の診察に際して，自分と反対の性になりたいという気持ちが子どもの頃からあったのか，それとも最近そう思うようになったのか．そういう気持ちになったのはうつ病や精神病のときではなかったか．性を変えることが自分や家族，友人に与える影響についてあらゆる角度から熟慮してきたか．

診断の概要

性的変異（variations）と性的逸脱（deviations）は，それが他者に害を及ぼすものと，単独で行うもの，または害を及ぼさないものに分けられる．性的逸脱行為はほとんどの場合男性の問題であるが，とくに児童虐待については女性が加害者になりうることを銘記しておく．

有害な逸脱は以下の事項を含む．子どもへの性的虐待，それは一般的な小児性愛（paedophilia）であるのか，それとも家族の誰かに限ったもの（incest）であるのか；強姦（異性あるいは同性を対象にしたものか），強制猥セツ行為（indecent assault）；露出症（exhibitionism）；窃視症（voyeurism）；猥褻ないたずら電話；ストーカー行為；窃触症（frotteurism）（人混みの中で性的な目的で他人にさわる）；フェティシズムを目的として衣類を盗むこと；性的殺人を含むサドマゾヒズムの最も危険なタイプ．

単独の逸脱行為（solitary deviations）には以下のものが含まれる．性的興奮を目的に異性の衣類を着用する（cross dressing）；性的自己窒息（auto-erotic asphyxia）；服装，ゴム製品，靴，下着，足などのからだの一部分など様々な形のフェティシズム．

あまり有害でない逸脱行為としてはパートナーの前で性

的な興奮を目的に異性の服を着ること，パートナーに対してフェティッシュなものを用いること，支配と服従，緊縛（bondage），お尻を平手でたたくこと（spanking）といった害の少ないサドマゾヒズムのタイプが含まれる．

性転換症（trans-sexualism あるいは trans-genderism）は通常逸脱行為とは定義されないが，他によい議論の場がないようなのでここに含める．一般にこうした患者には生物学的な異常はない．

夫婦関係療法（couple relationship therapy）

生活歴

生活歴聴取は夫婦関係療法にとって主要な部分ではなく，医療施設によっては診察に先立って夫婦それぞれに質問紙に記入してもらうことで情報を得ている．ここで必要とされる情報は精神医学的生活歴の基本的な事項で，次の項目が含まれる．現在の問題，夫婦それぞれの家族歴，生活史，過去および現在の夫婦関係，子ども，性格，簡単な症状チェックリストなど．

精神力動を重視したセッティングでは，治療の過程で徐々に生活歴が明らかになる．システム論的療法家（systemic therapist）は家族の影響を理解するためにジェノグラムや家系図を使って生活歴を聴取する．多くのクリニックでは，生活歴と同様，治療中に観察される夫婦の相互作用に関心を払っている．

治療者は夫婦面接において，現在直面している問題，夫婦関係におけるその他の緊張状態，全般的な満足度と夫婦それぞれの関与の仕方，夫婦関係のよい面と悪い面，離婚・別居の危険性，子どもの問題，住居と経済の問題，性的満足度，お互いのどんなところに惹かれているか，などといったことについて詳細に聞き出す．

これまでに夫婦間で大きないい争いや暴力があったか，不貞があるか，それぞれの憤りはどんなことか，お互いに信頼し合っているか，現在の問題でどちらが強く動揺しているか．

診断の要点

夫婦各々についてよりも夫婦関係が関心事であり、具体的には次のような要素が含まれる。夫婦間の親密さと隔たり、支配と服従、協力関係と境界、繰り返される夫婦間の相互作用のパターン、夫婦それぞれがどんな役割をはたしているか、他の家族メンバーや他人との関係など。

8.8 摂食障害

病歴

摂食障害患者の多くは、自分のしていることを大変恥ずかしいと感じているので、治療者の質問を負担が大きく苦痛の強いものと感じやすい。また自分から本当に助けを求めているのかどうか両価的な患者もいる。否認が極端な場合には、自分にはほとんどあるいは全く問題がないと感じており、家族やパートナーがひどく心配するから受診したという例もある。このような場合は、家族だけと関係を築くよりも、患者本人との関係を築くことの方が重要である。

こういった患者は治療者に、怒りやいらだちといった感情から、救出し保護してやりたいという願望まで、様々な感情を引き起こす。それはおそらく彼らの対人関係の基本的な枠組みの中に、他人を喜ばせたいという衝動や、劣等感、支配されたいという衝動など交錯したものが含まれているためであろう。摂食障害患者の治療で最も重要なことの一つは、こうした転移、逆転移を理解することである。

行動評価

治療者は、評価面接の終了までに、最も基本的な行動レベルとして、患者の以下の点について知っておきたい：
・重篤な低栄養状態ではないか、太りすぎていないか。
・持続的な食事制限を続けていないか、過食エピソードは

ないか．
・どんな方法で体重をコントロールしているのか．

　これらの行動の基準を定義し聞き出すことは容易なことであり，これらの行動が明らかになれば，マネジメントの必要性を示すことができるので，臨床的にも有用でもある．

低栄養と肥満

　これは身長と体重を測定することで評価される．通常は面接の最後に，身体診察の一部として施行する（以下を参照）．これまでの体重とダイエットに関する詳細な情報が有用である．患者がはじめて体重の問題に気づいたのはいつか，また自分自身の重要な課題として体重問題に焦点をあてはじめたのはいつかを尋ねる．体重の減少率と絶対値が危険度の指標になる．著しい体重の変動は自己誘発性嘔吐の存在や下剤・利尿剤の乱用を示唆する．

　過去の最大の体重とその時期，同様に最小の体重とその時期について尋ねる．患者が無月経になったときの体重と，初潮時の体重を明確にする必要がある．これは患者の正常な生物学的機能の回復を示す体重として重要であり，それは，一般に初潮時の体重をわずかに上回るところにあり，あとどれくらい体重を増やす必要があるかの指標となる．

　家族の体重についての病歴をとることも有用である．神経性大食症では肥満の家族歴を，神経性無食欲症の家族では痩せあるいは摂食障害の家族歴を有していることがある．

持続的な食事制限と過食エピソードがあるか？

　患者は過食行為に対して恥辱心を抱いているため，自分からそれを話すことはないかもしれないので，治療者が直接質問する必要がある．適切な質問の流れとして，「食べ過ぎたと思ったり，食べる量を自分でコントロールできないと思ったことはありませんか」と尋ねる．過食エピソー

ドがあれば，その時の食事量が客観的な過食（1000 kcal以上の客観的大食），主観的な過食なのかを丁寧に聞き出す．

体重をコントロールするために用いる手段は何か？

食事制限に加えて普通どのような方法をとっているのか．たとえば自己誘発嘔吐，咀嚼して吐き出す，下剤や利尿剤，ストリート・ドラッグの乱用（例えばアンフェタミンやエクスタシー），カフェイン，甲状腺末などの処方薬，健康食品，過度の運動など．

精神状態の評価

患者が自己の価値評価に際し，もっぱら外見や体重を過大視することが神経性大食症の最も重要な特徴と考えられている．もっとも，神経性無食欲症では，すべての患者がこのような考えを表明するとは限らない．

ボディー・イメージのゆがみ（実際はやせているのに「私は太っている」ということ）は，もはや神経性無食欲症の必須の診断基準ではないと見なされている．ボディー・イメージは文化的影響を強く受けるので，この現象を文化的影響を勘案して言い換えると，るいそう状態に過大な評価が与えられているということになる．

理想的にはどの程度の体重になりたいのかを患者に尋ねる．多くの場合，神経性無食欲症患者は本当になりたいと思っている目標体重よりも重い体重を答えることで，治療者を喜ばせようとする．この問題をさらに具体的にとりあげていくことは有益である．「体重が 44.5 kg になったとしたらあなたは幸せに感じるでしょうか」と質問し，患者が「いいえ」と答えたとする．「ということはあなたの体重が 44.5 kg になっても，さらに 41 kg まで体重を減らしたいと思うかもしれませんね．じゃあ，41 kg になった場合はどう思うでしょう」と尋ねることで，患者が自分自身の問題点を認識していく助けになることもある．

他の精神障害の合併

摂食障害患者の80％以上が，生涯の間に他の精神障害を合併する．神経性無食欲症ではうつ病と強迫症状を合併することが多く，神経性大食症ではうつ病と不安障害を合併する頻度が高い．PTSDの症状は，神経性無食欲症と大食症を同時に満たす患者によくみられる．専門の治療施設に紹介される摂食障害患者の半数にパーソナリティ障害が合併する．

見いだすべき診断上の要点は以下の通り：
- BMI (body mass index) が 17.5 kg/m^2 以下である．
- 体重をコントロールするなんらかの手段を使っている．
- 身体部位の診察（身体徴候），たとえば耳下腺あるいは顎下腺腫脹，齲歯，手背の皮膚硬結（ラッセル兆候），冷たく青ざめた手，産毛

BMIの計算式は次の通り．BMI＝体重 (kg)/身長^2 (m)

身体面の評価

栄養状態

多くの患者にとって，体重を測定されることは大変辛いことである．ここで重要なのは，体重測定をめぐって口論をはじめることではなく，患者の体重が増えていれば治療者もそれだけ寛大な気持ちを示すことである．ICD-10の神経性無食欲症の定義では，BMIは 17.5 kg/m^2 以下であり，これはDSM-IVにおける平均体重の15％以下という定義にほぼ一致する．

心血管系

手足，鼻がやつれ，青白く冷たい．重篤な場合にはしもやけや，とくに子どもの場合はつま先の壊疽を生じる．徐脈（1分間に60回以下）で血圧は 90/60 mmHg 程度．起立時の著明な血圧低下（起立性低血圧）は脱水の証拠であ

る.

皮膚と頭髪

皮膚は乾燥し柔らかく，頬やうなじ，前腕と脚には産毛が認められることがある．頭髪はやせて乾いているため，折れやすく，短くつき出している．手を使って嘔吐する場合には指関節部に瘢痕（ラッセル徴候）ができることがある．また，重篤な飢餓状態の場合は，血小板減少による点状出血斑をみることもある．

胃腸系

嘔吐は多くの合併症につながる可能性がある．歯は小さく平滑になり，上の前歯はアーチ状にすり減る．それに替わって義歯によって歯並びがそろっていることもある．口角に亀裂がみられたり，唾液腺腫脹のため，丸顔にみえることがある．

筋骨格系

重篤なケースでは近位筋のミオパチーが生じる．この場合患者は髪にブラシをかけるときに腕が上がり難いことに気づく．患者はしゃがんだ時，助けなしに，あるいは自分の腕の支えなしに起きあがることができない．また，代謝性アルカローシス（嘔吐で一般的）によりテタニーが生じうる．

8.9 身体化 (Somatization)

定義

身体化という用語は，患者が精神障害（通常はうつ病か不安障害）の診断基準を満たすにもかかわらず，患者自身は身体疾患であると信じている場合に用いられる．これは精神障害ではよくみられる表現形であり，特別異常なことでもまれなことでもない．身体化障害（Somatization disorder）は最も重篤な症例に対して用いられ，彼らは，数多くの身体症状を訴え，青年期までさかのぼる病歴を有し，治療サービスの頻繁な利用者でもある．身体化障害は，よくみられる障害ではないが，医療費や治療時間のかさむ病気である．

重篤な身体化症状を有する患者の場合，精神科医にとって病歴を聴取することが難しいこともある．精神状態についての型通りの情報を得る必要があるが，治療者が患者に挑戦的になったり，心理的な立場からのみ質問をしすぎてはいけない．「気分が沈むことがありますか」と尋ねるのではなく「そのことでいやになっていませんか」と尋ねる．「自殺したいと思うようなことがありますか」と尋ねるのではなく，「あなたが抱えている問題は全く自分の手におえないと思いますか」ときく．「パニック発作はないですか」と尋ねるかわりに，「スーパーマーケットや地下鉄といった特定の場所で，調子が悪くなることがないか」と質問する．ネオンの光を見て調子が悪くなったり，「一度にたくさんの会話があるとあたまがゴチャゴチャになる」という患者は，恐怖症と関連した症状を経験していることがある．直接的な心理的アプローチがうまくいかないときは，ストレスという用語が患者に受け入れられやすいことがよくある．

「自分にどこか調子の悪いところがありますか」という質問は最も重要な質問のひとつである．患者が考えている疾病モデルは患者の行動の多くを説明してくれ，治療の方向を示唆してくれることがある．背中に再度痛みが出現すると「椎間板ヘルニアの再燃に違いない」と考え，最後には車椅子の生活になってしまうのではないかと心配する人は，当然自分の活動を制限する．これと似たような破局的な認知（'catastrophic' cognitions）をする人は結構いる．たとえば，「もし自分の体を前に動かしたら二度と歩くことができなくなるか，病気が再発するだろう」などと．そういうときは次のように尋ねる．「痛み，疲労，めまいなどの症状が続いたら，次に何が起こるでしょうか」．そし

て「あなたに起こりうる最悪のことは何ですか」と続ける．

病歴

慢性的な身体化のある患者の治療歴や家族歴が明らかにされてくると，説明のつかない症状の病歴がよくみられる．たとえば扁桃腺の全切除後も持続する扁桃腺炎，慢性的な盲腸炎（grumbling appendix），通常の感染症がいつまでも治らないこと，婦人科的処置のくり返しなどである．また，家族の中で病気が受け継がれていくこともある．長期療養している親（身体疾患であれ精神疾患であれ）を介護している家族に身体化が起こることもよくある．カンジダ症や非定型的なアレルギーなど不明確な病気の既往は，身体化（障害）が疑われる．

過去の受診歴を必ず尋ねるようにする．これまで治療してきた医師を批判することは勧められないが，過去の治療者との不満足な関わりの中で感じてきた患者の苦痛を吐き出しやすくしてやる．

経過

身体化障害は，それ自体が慢性的な状態である．筋痛性脳症（Myalgic encephalopathy, ME）あるいは慢性疲労症候群*の看板を掲げた専門クリニックに通う患者は，身体疾患であるという強い確信および回避行動とともに，悲観的な見方を持っている．

---

* 訳者注：原因不明の，少なくとも6ヵ月間持続する疲労と機能障害からなる症候群．頭痛，睡眠障害，集中困難感，筋痛を伴う．普遍的に受け入れられる疾患の定義がまだなく，ウイルス感染後疲労症候群（postviral fatigue syndrome），EBV症候群（Epstein-Barr Virus syndrome），筋痛性脳症（myalgic encephalitis, ME）を含む定義もある（Campbell's psychiatric dictionary eighth edition, Campbell, RJ. Oxford University Press, 2004 から引用）．

検査

 一般に,こうした患者の多くは,これまでに十分な検査を受けている.すでに目的にかなった不可欠な検査が行われている場合,さらに検査を重ねると,どこか器質的に異常があるという感覚を強化させてしまう.このような患者にとって,検査は安心を保証してくれるものではなくむしろ不安にさせてしまう.時間を有効に使うには,できるだけ多くの診療記録を手に入れることである.

8.10 母子問題

妊娠

 一般精神科医の多くは時に妊娠した患者を診察する機会に出くわす.その際母親のメンタルヘルスと適応状況についての詳細な評価が,様々な目的や理由(以下に検討する)で必要となる.妊婦の精神病理も他の場合と同じなので,妊娠とは関係なく詳細な病歴聴取と系統的な精神状態の評価を要するという原則は同じである.しかし,健康にあふれているといった陳腐なイメージが当てはまるのは,ごく少数の幸運な妊婦にすぎないという事実をこころにとめておく必要があろう.多くの妊婦にとって,妊娠初期は,疲労感,食欲の変化,嘔気,性欲の低下などの症状があらわれる時期である.将来に対する様々な不安や懸念,母親になる心の準備ができているのかという疑念,あるいはパートナーなど重要な人間関係の不確定さなどが存在するかもしれない.また,胎児をめぐる不安,思い入れ,空想などが母親の精神状態に影響してくる.しかも,それらは質問されなければ語られるものではなく,それも信頼のおける面接者にのみ語られることがある.

 妊娠に関連した個人的・社会的なコンテクストがどのようなものであるのか.初めての赤ちゃんか,今までに流産や中絶をしたことはないか.もし2回目以降の妊娠であれ

ば，子どもたちの年齢は何歳で，彼らは健康か．母親は新しい子どもの誕生に問題を感じてはいないか．家族や友人からどれほどの手助けや物質的援助を受けることができるのか．父親に期待できる経済的，実動的，情緒的な援助はどれほどか．父親のメンタルヘルスはどのような状態か．このように妊娠に関連したコンテクストは，精神科診察に特別な焦点を付与する．妊婦の病歴の中で，母親になろうとしている彼女自身がどのような育てられ方をしたのか，赤ん坊や幼い子どもの面倒をみてきたことでどのような経験をしてきたかなどを知ることはとくに重要である．

治療を必要とする抑うつと不安は，妊娠初期にはまれではないが，とくに質問されなければ，見過ごされてしまうことがある．また，ある身体症状がうつ病の随伴症状なのか，あるいは妊娠にともなって起こる変化なのかを見分ける臨床的判断が求められる．例えば，夜中に排尿のために目覚めた時，再度，容易に眠りにつくことができるか，すっきりした気持ちで目覚められるか，疲労感の日内変動はないか，ある特定の食べ物にだけ食欲不振なのか．彼女はこれらの症状をどのように解釈しているのか，妊娠に基づくものと考えているのか．

妊娠中の精神医学的診察が大切な理由

妊娠中絶

人工妊娠中絶に関する法律は国によって大きな違いがあるため，精神医学的適応について一般化することは困難である．妊娠中絶を比較的厳しく制限する法律を持つ国では，自殺の危険および分娩後の重篤な精神状態の不安定化の可能性が，最も精神医学的配慮を必要とする問題である．精神医学的に妊娠中絶の絶対的な適応や禁忌というものはない．それらは信仰，モラル，法律などとは別個に考えられるべきものであり，医学的，精神医学的理由で女性の選択権が制限されるような，精神疾患あるいは重度の精神遅滞に伴う精神障害などといったものはない．

妊娠期間中の重篤な精神疾患のマネジメント

処方薬および大衆薬の催奇形性について，しばしば問題が提起されることがある．薬物治療を中止することで期待できる利益と精神疾患の再燃，この2つの課題の間のどこでバランスをとるのか．この問題への取り組みは，母親の病歴と現在の状態について詳細な情報が明確になった時に，はじめて可能となる．

胎児の健康・福利についての関心と将来の育児の安全性

感染症，栄養不良，薬物への暴露，故意の自傷，出生前ケア・プログラムへのコンプライアンス不良などが，胎児にとってのリスクとなりうる．したがって，母親の状態（たとえば慢性統合失調症，摂食障害，薬物依存，パーソナリティ障害，うつ病，知的障害など）は，生まれてくる子どものリスクにつながるので，緊急にそれらの評価を行う必要がある．精神保健法による強制的な治療の必要性があるかどうかを評価する際には，このリスクが問題となる．生まれてくる子どもの育児に対する動機づけや安全性についての長期的な関与は，社会サービスと合わせて妊娠時から取り組みはじめるべきである．精神科医は，母親の精神疾患，その病歴と予後，個人的，社会的に自分の人生をやりくりしていく能力などの評価を求められることがある．そこでは，子どもの主たる養育者である母親の権利と願いを尊重するか，あるいは子どもの福利と安全の保証という最高度のニードを尊重するか，という根源的な葛藤が生じることもある．

産後における精神障害の再発予防と治療

重度精神障害（躁うつ病，統合失調感情障害，なお妄想性精神病も同様に可能性がある）の再発の可能性は高い．50％に達する再発率が報告されており，したがって予想される入院に対して事前に産科やプライマリー・ケア・サービスと連携を取ることを怠ってはならない．非精神病性抑うつ性障害の再発率はおよそ20％である．母親が医療

サービス機関（産科やプライマリー・ケア・サービスなど）をくり返し受診している間に，精神科医による正確で専門的な出産前評価が計画的治療のために欠かせない．たとえば薬物使用・乱用を続けている妊婦の行動パターンを変える援助を行う場合は，妊婦自身が自分の行動を変えていこうとする動機づけが重要な要素となる．

出産後

妊娠中に適用された精神医学的診察の一般原則が，出産後にも同様に適用される．妊娠前にあった精神疾患のいくつかは，出産後にも高い再発率を有するが，加えて，出産それ自体が精神病性，非精神病性の感情障害初発の契機となる主要な因子でもある．出産と特異的な関連があるとされている3つの状態がある．それらは，マタニティ・ブルー（maternity blues），産褥期うつ病（postnatal depression），分娩後あるいは産褥期精神病（post-partum or puerperal psychosis）である．

マタニティ・ブルー

これはごく一般的にみられる短期間の感情の不安定さを示すエピソードで，普通，出産後4，5日目ごろに生じる．最もよく見られる状態像は不快気分（dysphoria）であるが，感情の高揚，冗長（prolixity），過活動といった状態が混在したり，あるいはそれらが主症状のこともある．憂うつな気分（blues）だけでは，病気や症候群というわけにはいかない．臨床的に重要な2つのポイントは，これらの女性の中で産褥期うつ病につながっていきそうな女性の特徴を同定することと，'良性'の一時的な気分変化としての憂うつ（blues）と重症の感情精神病（affective psychosis）へのさし迫った前駆症状とを見分けることである．

産褥期うつ病

産褥期うつ病の症状は他の場合のうつ病と同様である

が，それに加えて，患者は自分が望ましい有能な母親になることに関して，しばしば不適格であるという思いや罪の意識を述べる．また，時には攻撃的な感情や子どもに危害を加えたいという衝動性について述べ，実際にそうしてしまうことはまれであるが，そのことがさらに自責感をあおることになる．このように産後の抑うつの評価には，常に母親の子どもに対する気持ちについて感度の高い質問を織り込み，不合理な恐怖や社会・広場恐怖に基づく行動など不安の心理的，行動的表出，並びに強迫的な思考や儀式にまで評価を広げる．

産後または産褥期精神病

これは躁病性，混合性，精神病性抑うつなどの感情障害で，時に幻覚・妄想症状を伴い，通常，出産後第1週の終わりか第2週に急性に発症する．それらの症状は，普通数日の"平静な (lucid)"期間の後にはじまると言われている．この感情障害はしばしば大変変動しやすく，急速に変化する状態像を呈し，気分は躁・うつ両極に揺れ動き，時には躁症状，うつ症状が混在することもある．加えて，"非器質性"の錯乱，すなわち困惑 (perplexity) と部分的な失見当識 (patchy disorientation) が特徴的である．しかし，同様の経過をたどる急性精神病の初期段階である可能性も十分にある．

病因的仮説に基づく合理的な治療が行えない場合は，優勢な臨床像に基づいて薬剤が選択される．その際継時的な評価が必要であるが，頻繁な薬剤の変更は多剤併用につながるので避けるべきである．また，評価にあたっては，母親が乳児と一緒に入院している場合は，乳児に対する危険性を考慮する必要がある．例えば，母親が「赤ん坊が悪魔に取り憑かれている」，あるいは「赤ん坊は不死であり天使である」といった妄想を持つことがある．この場合は，幻覚あるいは妄想に対する反応としての衝動により乳児に危険が及ぶことがある．これ以外に危険を生じる主要な原因としては，母親が躁状態や興奮状態のために母子間の相

互関係が障害され，母親の行動がまとまらず乳児を全く無視することによるものである．また，母親の知的障害のために母子相互関係が希薄になったり，統合失調症の重篤な慢性欠陥症状や病識欠如のために母親としての交流が不適切なこともある．このような状況では医師は，患者と乳児が一緒にいるときと患者一人でいるときの両方の精神症状と行動を評価し，またこれらの評価を看護師や他の医療チームのメンバーの観察と統合していかなければならない．一時的に母親と乳児を別々に看護すべきかどうかの決定は，精神保健法の規定による強制措置に則って行う必要がある．また，再び母子を一緒にさせるのはいつがよいかという判断は，母親の精神状態，病識，必要な制限に対するコンプライアンスなどについての精神科医の評価に基づく．

8.11 てんかんと関連神経精神医学的症候群

てんかん発作

てんかん発作は，全般発作，あるいは部分発作のいずれで始まったかにより区別される（この区別は臨床症状と脳波所見に基づいて進められる）．

全般てんかん

- 失神発作（absence, petit mal），一次性全般発作（強直間代 tonic-clonic），その他の発作－ミオクロニー発作，強直発作，間代発作，脱力発作（atonic），非定型発作など．

部分（焦点性）てんかん（二次性全般化を伴うもの，伴わないもの）

- 単純部分発作（simple partial seizures, 前兆 aura を伴う）：感覚性，運動性，自律神経性．意識は保たれる．前兆は，はっきりとした感覚体験のこともあれば複雑な

観念や感情までさまざまである．前兆は一定のパターンを示す傾向があり，焦点を知る上で価値がある．発作は，突然始まる一方的で受動的な体験であり，発作の一部の記憶が保たれる．
- 複雑部分発作（complex partial seizures, 精神運動発作 psychomotor seizures）：遁走（fugues），自動症（automatisms），もうろう状態（twilight state）．意識は発作発現時から障害される．

子どものてんかん

病歴

最初の発作を詳細に尋ねることから始める：最初の発作が起こった年齢，状況，発作の様子，持続時間，どのように処置されたか．その後の発作についても同様に尋ねる．

これまでに体験した発作型を区別し，異なる発作型ごとに発作の様子についての情報を得るように気をつける．それぞれの発作型について以下に示す点を詳しく尋ねる．

発作前（Pre-ictal）

1. 誘発因子：病気，発熱などの身体的原因，ストレス，不安などの心理的問題はなかったか．
2. 発作が起こる時間：発作は，昼か夜の特定の時間に起こっているのか，食後どれくらいの時間が経っていたか．
3. 発作前の行動や精神状態の変化：イライラしたり，落ち着かなかったり，混乱したり，無感動になったりしなかったか．それらは発作の何分前あるいは何時間前にみられたか．
4. 発作開始時の状態：発作が起こったのは，睡眠中か，目覚める時か，はっきり目覚めていた時か．過呼吸，テレビ画面の注視，まぶしい日差しの下へ出ていくこと，そのほか何らかの変化によって誘発されたのか．

発作（Ictal）

1. **前兆**：発作が起きる前に，何か発作を予告する体験があるか．患者自身に発作が起こりそうな予感があるのか尋ねる．発作の際，最初にどんなことに気づくのか（めまい，音，光，臭い，変な味，話せなくなる，怖い感じなど）．患者が子どもの場合，こうした体験を言葉で説明できなくても，絵に描くことができることもある．
2. **経過**：最初に気づくことは何か（音，奇異な行動，叫び声，転倒，無動凝視など）．
3. **発作中の姿勢**：患者は転倒したのか，よたよたしていたのか，立ちつくしていたのか，椅子の背にもたれかかっていたのか．
4. **動き**：患者の身体のどの部位が動くのか．その動きは一側のみに限られるのか両側に起こるのか．動きは同期しているのか（たとえば頭部と眼球の変位，強直性けいれん，間代性けいれん，落ち着きのない行動，または半合目的な運動（semi-purposive behaviour），自動運動あるいは反復運動，探し回るような動き，口の動き）．
5. **動きの進展（マーチ）**：発作はどの部位から始まり，どの部位へ進展したか．
6. **意識**：患者は刺激に対して全く反応できないのか．覚醒しているが話すことができないのか．意識清明で話せるのか．
7. **顔色の変化**：顔色が蒼白，紅潮または土色になっていたか．
8. **自律神経症状**：たとえば熱感と発汗，冷感と発汗（冷汗），あるいは流涎など．
9. **失禁**：尿または便失禁があったか．
10. **外傷**：咬舌，あるいは他の部位の外傷はなかったか．

発作後（Post-ictal）

・**発作直後の状態（after-effects）**：発作終了後すぐにも

との状態に戻ったか，あるいは発作後眠ったり，眠気を訴えていなかったか．混乱していなかったか．四肢に筋力低下や麻痺はなかったか．動きの鈍さはなかったか．会話が困難ではなかったか．行動や感情面での変化はなかったか．頭痛や嘔吐など他の症状はなかったか．

発作の持続時間と頻度

親から発作についての話が出なければ，以下のことについて質問する．

- 全般けいれん発作：これまで完全に意識を失った発作はなかったか．強直から間代，もしくは間代－強直－間代に移行するなど四肢の動きを伴う発作はなかったか．
- 欠神発作：急に話しているのが止まり，あたかも周囲と隔絶したような空白の瞬間はなかったか．この時，倒れ込むことはないが，その後このときの記憶がないということはなかったか．また発作の間に何らかの動きはみられなかったか．
- 他の全般発作（other generalized attacks）：奇妙なピクツキ（ミオクローヌス）はなかったか．けいれんや硬直することなしに突然倒れたことはなかったか（脱力発作 drop attacks）．
- 単純部分発作：四肢の運動を伴うが，意識は損なわれず周囲との接触も保たれている発作を体験したことはないか．
- 複雑部分発作：急にひとが変わったようにみえたり，奇妙なことをするといったエピソードはないか．
- 反射発作（reflex attacks）：患者は今にも起きそうな発作を止める方法を知っているか．あるいは発作を誘発する方法を知っているか，誰にも言わないからということで質問する．

治療

家庭医や小児科医に薬を処方してもらっているか．どのような薬がどれくらいの量，処方されているか（患者の体

重1kgあたりの1日服薬量を計算し，その量が通常量の範囲内かどうか確認する）．何か副作用があるか．最近薬物の血中濃度を測定したか．両親は発作中どのような対処をするのか．

態度

発作に対する親の態度を聞く．最初の発作が起こった時，親は何が起こったと考えたか．親は何が原因で発作が起こったと考えているのか．子ども自身は何が原因で発作が起こったと考えているのか．

その子どもの病気は本当にてんかんなのか

1. 鑑別診断：失神，息止め発作，睡眠障害，良性発作性めまい (benign paroxysmal vertigo).
2. 偽発作 (pseudo-seizures)：偽発作は本当のてんかん発作を持つ子どもで，よくみられる．
3. 虚偽発作 (fictitious epilepsy)：虚偽発作（偽りの発作）はまれならず見られることを心に留めておく．学校の先生のような，親以外で発作をみたり，こちらと接触できる人の名前を知っておく．

覚書

1. てんかん発作が疑われる，あるいはてんかん発作を持つ子どもには，十分な身体的検査を行う．
2. 子どもに数字を100まで数えさせ，口ごもるようなことがあったら，短い欠神発作の可能性がある．
3. 抗てんかん薬投与を開始するかどうかは重大な決定である．詳細な病歴を聴取した後でもてんかんかどうか疑いがあるときには，患者に3分間の過呼吸をしてもらう．これにより全般欠神発作のほとんどの患者と複雑部分発作の患者の一部で発作が誘発される．全般けいれん発作の病歴がきちんととれていれば，この検査を施行する必要はない．発作を誘発する危険性を考えると，この検査は発作を抑制する薬剤がいつでも使用

8.11 てんかんと関連神経精神医学的症候群

可能で,けいれん重積に対応できる設備のある施設でのみ行う.

大人のてんかん

病歴

最近,意識消失をきたしたことがあるかどうかを尋ねる.もしあれば,それは正確にはいつ起こったかを質問する.

次に,発作の様相を尋ねる.患者からの情報に加えて,発作を目撃した人から得られた情報を合わせて発作の様相を把握する.患者の発作型は複数のこともある.患者と情報提供者に,典型的な発作について,発作の開始からの有様を説明してもらう.

発作前 (pre-ictal)

患者あるいは身近にいる人が,発作の起こる前(何分前か,何時間前)に予測できるか.もし発作を予測できるとしたら,どのような変化が生じるのか.気分の変化(イライラ感,不快感など)が生じるのか,認知の変化(注意散漫,錯乱行動など)が起こるのか,あるいは小さい発作が増強するのか(欠神発作,ミオクローヌス発作).ひとたび発作が生じると,発作前の症状はなくなるのか.

てんかん発作

前兆が存在するということは,大脳皮質の一部から発作が始まったことを意味し,基盤に脳の損傷か病変が存在することを強く示唆する.直前に発作の予告となるものがあったか,突然意識を失ったか.もし予兆があるなら,それはどのくらい持続するか.発作に伴う危険を回避する行動をとるだけの時間的余裕があるのか.前兆が1分間を越えることはまれである.前兆の内容を尋ねる.前兆が消化器症状(上腹部違和感)や精神症状(既視感 déjà vu や幻覚)であれば,側頭葉焦点の可能性がある.感覚・運動症状のマーチは,一次感覚・運動皮質焦点を示唆する.

- 意識消失は急激に生じたか,あるいは徐々に起こったか.
- 完全に意識がなくなるのか,周囲で起こっていることがいくらか分かっているのか.もしそうだとしたら,何が分からなくて何が分かっているのか.

患者は,意識のない間どのような状態であったと聞かされているか.床に倒れたか,姿勢を維持することはできたか.患者は完全に静止していたか,それとも何か動きがあったか.もし動きがあったとすれば,動きはリズミカルであったか,不規則であったか.身体のどの部分が動いていたか,身体の一側の動きが目立っていなかったか.発作は拡がっていったか,それとも最初から全般性であったか.最初,頭部や眼球が一側に偏位したか.
- 発作の持続時間はどのくらいか.

患者が姿勢を保っていたなら:
- 自動症(手探り,探索行動などの協調運動)がみられたか.
- 舌,唇,頬を噛んだり,尿失禁はなかったか.

患者の意識が戻った後,どんな状態であったか:
- 混乱や傾眠傾向があったか,会話の回復に遅れがあったか,あるいは急速に回復したか.

その他のてんかん性エピソードがあったか:
- 欠神発作,ミオクローヌスはなかったか.

経過

最初の発作はいつであったか.発作で最初に医師の診察を受けたのはいつであったか.患者や家族はどのような説明を受けたのか.抗てんかん薬投与が開始されたのはいつか.これまでの発作頻度を確認する.

1. 発作パターン:日中,夜間,それとも昼夜とも起きるのか.夜間起きる発作はどのようにして把握されたのか.

2. 誘発因子：ストレス，月経，光刺激（自己誘発フリッカー効果，テレビ画面，ナイトクラブのストロボスコープ），睡眠不足，服薬コンプライアンスの不良
3. 負因：てんかんの家族歴，難産，幼年期の熱性けいれん，頭部外傷，脳の感染（髄膜炎，脳炎）の既往，予防接種後の発作．

診断上，気をつけておく症候
てんかん以外の病気の可能性

- 偽発作（pseudo-seizures）：発作の非定型的特徴．たとえば後弓反張（opisthotonus），骨盤挙上（pelvic thrusting），四肢をむち打つような動き，検査への抵抗．
- パニック障害：過呼吸が発作に先行する，胸部不快感，末梢の感覚異常，手根部・足部のけいれん（carpopedal spasm）．
- アルコール関連：過量飲酒歴．連続飲酒中，あるいは断酒直後に生じた発作．
- その他：心臓原性失神，血管迷走神経性発作．

てんかんに関連した錯乱行動の鑑別診断

1. 発作後精神病（post-ictal psychosis）：激しい発作に引き続いて起こり，精神病症状が発現するまでに正常な潜伏期がある．主な臨床症状としては錯乱，幻覚，感情面の混乱（もうろう状態）などであり，過去に同様の既往を認めることも多く，通常2～3日間の持続で自然に終息する．
2. 発作後錯乱状態（post-ictal confusion）：最近発作歴があり，患者は錯乱，傾眠を呈するが，通常2～3時間で終結する．
3. アルコール酩酊：明らかな酩酊行動の徴候が認められる．呼気中のアルコール，飲酒歴．
4. 頭部外傷：最近の頭部外傷の既往や頭部や顔面に外傷があれば，注意深く神経学的検査を行う．
5. 抗てんかん薬治療：傾眠や協調運動障害の訴え．検査

により眼振，構音障害，失調を認める．最近抗てんかん薬投与量の変更はなかったか．

臨床場面での対応
てんかんに対して
1. 発作のコントロールが良好な場合：患者がどこで発作の治療を受けているかを尋ね，精神医学的診断や治療内容を受持医に照会し，返事を記録しておく．
2. 発作のコントロールが不良な場合：投薬内容を調べ，患者が服薬していたかどうかを確認し，抗てんかん薬の血中濃度を測定する．これらがわかった後に受持医に連絡する．
3. 患者が錯乱し見当識障害がみられる場合：通常は発作後錯乱状態であるが，上に述べた錯乱行動の鑑別診断を行う．発作後錯乱は6時間を越えて持続することはまずない．回復するまで様子をみるか入院させる．
4. 発作が起こっている場合：軽度の発作の多くは発作の持続時間が大変短いのでその場での介入を必要としないことが多い．強直間代けいれん発作の場合は，患者を側臥位にし，義歯を取りはずし気道を確保する．周囲の固い角など危険な物で患者がけがをしないように保護する．拘束したり無理に口を開けさせようとしないこと．クロナゼパム1～2 mgの静注，もしくはジアゼパム10 mgの静注を行う．発作が5分以上遷延したり，重積（意識の回復なしに発作が連続する）する場合は，上記の薬物注射を追加し救急医の応援を頼む．発作の遷延あるいは重積は緊急事態であり，低酸素状態，血圧低下，体温上昇をきたし不可逆的な脳障害を来す可能性がある．

随伴する精神障害に対して
一般には，てんかんを伴わない精神障害に対する対応と同じであるが，一部例外がある．
・急性精神病状態：これまで精神病状態の既往のない患者

8.11 てんかんと関連神経精神医学的症候群

では，精神病状態は通常発作後に起きる．もし，家族が対応になれていない場合は入院が望ましい．
- 偽発作：医師が偽発作ではないかと疑い，非てんかん性のようにみえる発作を目撃した場合，直接偽発作として意見を述べるのではなく，観察したままを患者の発作の治療にあたってきた家庭医あるいは専門医に報告する．また偽発作と診断することに迷いがある場合には，てんかんとしての治療を行う．

治療
一般に処方される抗てんかん薬
- カルバマゼピン，フェニトイン，フェノバルビタール，プリミドンは，欠神発作（小発作）を除いて，ほとんどの発作型に対して第一選択薬として使われる．ただし，フェノバルビタールとプリミドンは依存性があるため，最近ではほとんど処方されなくなっている．
- lamotrigine は，欠神発作も含めて，多くの発作型に有効な新しい薬剤である．
- バルプロ酸ナトリウムは，一次性全般てんかんに対する第一選択薬である．部分てんかんにはそれほどの効果がない．
- エトサクシミドは，欠神発作の第一選択薬である．
- クロナゼパムは，ミオクローヌスてんかんや非定型全般欠神発作の第一選択薬である．
- clobazam, gabapentin, bigabatrin は，部分発作および二次性全般発作の第二選択薬である．

抗てんかん薬の血中濃度を注意深くモニタリングすることが必須であり，処方の変更時にはとくに注意する．
難治性てんかんの一部は脳外科手術の適応がある．

経過
患者の約80％は，最初に処方された抗てんかん薬で治療効果がみられる．神経疾患や神経精神疾患を合併する患

者では治療が複雑となり，多剤併用になることが多い．部分発作は原発性全般発作より発作のコントロールが難しい．

通常，欠神発作は20代までに自然に治る．

中年あるいは高齢で発作が初発した場合は，進行性の基礎病変に関連していることがあるので，とくに注意して検査する必要がある．

検査

新たにてんかん発作が疑われる場合，脳波検査が必要であり，とくに部分発作の場合は一次的な病因の検査が必要である．こうした検査には，CT，MRIなどの画像検査や通常の血液検査，生化学検査が含まれる．覚醒時の頭皮上脳波検査で発作関連の異常波形が発見されるのは患者の50%にすぎない．睡眠時脳波の方が役に立つことが多い．遅発性てんかんの場合は定期的な再検査が必要である．

てんかん発作であることが臨床的に疑わしいが，通常の脳波検査では異常が認められない場合，長時間のテレメトリーを用いた脳波・ビデオ同時記録を行うと，発作を捉えて診断を確定したり，逆に否定するのに役立つ．多くのてんかんセンターでは，入院して5日間程度の期間でこの検査を実施できる．これくらいの期間があれば，十分に観察できる発作のある例がほとんどなので，有益な検査となる．

脳神経外科による手術を考慮されている患者では，病変部位を確定するための検査を行う．卵円孔，硬膜下，脳深部などの部位に電極をおき，テレメトリーによる脳波検査を行う．また海馬容積の測定，プロトン・スペクトロスコピーなどの特殊なMRI検査，詳細な神経心理学的評価，頚動脈からのアモバルビタール注入による優位半球や記憶の偏側性を確定する検査，あるいは，血流欠損部位を同定するためSPECT，PETによる脳血流測定などを行う．

8.12 頭部外傷

頭部外傷後の心理・行動上の問題は数多く認められ，個人の生活に影響を及ぼす．グラスゴー昏睡スケール，昏睡の期間，外傷後健忘（post-traumatic amnesia, PTA）の程度から頭部外傷の重症度を予測できる．外傷後健忘が24時間持続するかどうかが分岐点となる：外傷後健忘が24時間以内であれば，完全な回復が期待できる．一方，24時間以上であれば，何らかの程度の認知障害が生じる可能性がある．また，4週間以上の外傷後健忘を伴う閉鎖性頭部外傷では，1年以上にわたり病的状態が持続する可能性がある．

開放性頭部外傷はてんかん発作が生じるリスクが高いので，頭部外傷が開放性か閉鎖性かを識別する．脳挫傷は典型的には閉鎖性頭部外傷後に生じ，加速・減速力および剪断（ずれ）応力が働くため小血管を傷害し出血か，局所の破壊をもたらす．大脳皮質の散在性の出血は灰白質と白質の境界にも生じる．内側眼窩前頭および側頭極の表面は障害を受けやすい鍵となる部位である．また，びまん性軸索損傷（diffuse axonal injury，あるいは diffuse white matter damage）を考慮する必要がある．この障害は脳梁（結果として萎縮とびまん性の脳室拡大を生じる）および脳幹，特に小脳脚を含む大脳半球の白質に生じる．軸索が傷害されてから24〜48時間以上経過すると，退縮球（retraction ball）が生じる．臨床症状は脳傷害の重症度および範囲によって異なり，巣症状のない遷延性昏睡，重篤な認知障害やパーソナリティ変化，あるいは脳幹や小脳脚における長神経束（long tract）の傷害による神経症状などが生じる．

重篤な頭部外傷のうち，約70％に感情および行動上の問題が認められ，これらの症例では傷害後1年間にわたり症状が持続する傾向がある．自己制御の障害，衝動性，あるいは依存性や無気力などが顕在化してくる．新たな記憶

の保持はできても経験から新たに学習することが困難となる．不安や不快などの外傷後神経症性障害がみられることもある．また，回復過程の初期には，病識や判断力，見当識などの全般的な障害を伴う精神病状態が生じ，替え玉妄想（delusion of misidentification）を伴うこともある．

8.13 若年発症の痴呆

クロイツフェルト・ヤコブ病（Creutzfeldt-Jacob disease, CJD）

これはプリオン（スローウィルス粒子 slow virus particle）感染によって伝播されるまれな進行性痴呆である．不安や抑うつなどの前駆症状に引き続き，海綿状脳症が進行する．知能低下に続いて，痙縮，運動失調，ミオクローヌスが出現する．最終的には無言状態，固縮が著明となり，2年以内に死亡する．脳波所見は特徴的な三相性パターンを示す．現在のところ有効な治療法はない．

ピック病（Pick's disease）

まれで，おそらくは遺伝性の痴呆であり，典型的な症例では最初に前頭葉が障害される．しかし，病理学的には側頭葉にもナイフの刃様萎縮（knife-brade atrophy）が生じる．男性より女性に多く，通常50〜60歳代に発症する．初期症状はパーソナリティ変化と選択的な言語障害であり，その後，記憶障害とともに他の「前頭葉」症状が明らかになる．頭部MRIによる神経画像検査では前頭葉の萎縮が，また時には側頭葉前部の萎縮が認められる．遺伝カウンセリングも治療に含まれる．

ハンチントン舞踏病（Huntington's disease）

これは，常染色体優性遺伝（第4染色体短腕3塩基配列反復）を示す疾患である．30歳代で発症することが多く，発症に性差はない．顔面，頭部，および上腕の舞踏様不随

意運動が徐々に出現する．初期には患者はこの不随意運動を抑えることができる．抑うつや感情の爆発が起ることもある．その後，痴呆とアテトーゼ様運動が明らかとなってくる．罹病期間は12-16年である．検査では，脳波の平坦化と頭部 MRI における尾状核の萎縮を認める．発症初期に，機能性神経画像検査で尾状核の代謝低下によって早期診断ができることもある．治療には少量のハロペリドールまたはテトラベナジンが用いられる．

パーキンソン病

家族性発症のパーキンソン病の平均発症年齢は55歳である．歯車様固縮，加速歩行，運動緩徐などの症状がよく知られているが，抑うつなどの精神症状もよくみられる．また抗パーキンソン病薬は，精神病状態や幻覚といったさまざまな精神医学的副作用の原因となる．高齢患者では，動脈硬化性パーキンソニズムの頻度が高く，この場合の認知障害はレビー小体の密度と相関する．神経内科医と連携して治療を行う．

正常圧（交通性）水頭症

多くは老年期に発症し，基本的には治療可能な痴呆である．失調性歩行，認知障害，尿失禁，眼振が主症状である．ほとんどの場合脳脊髄圧は正常であるが，画像検査により脳室拡大と大脳皮質の萎縮が明らかとなる．治療としては脳室腹腔シャント術が行われる．

健忘（コルサコフ）症候群

サイアミン（ビタミンB_1）欠乏，中枢神経系の中毒，海馬の損傷といったものが原因となりうる．逆行性健忘（発症以前の出来事を思い出せない）および前向性健忘（発症後の出来事に対する不十分な記憶）が存在する．学習能力の障害や時間に対する失見当識が存在するが，即時想起能力は多くの場合保たれている．おそらくは患者自身が記憶の欠如を認識していることで作話を生ずるが，作話

の有無は診断には直接関係しない．全般的な認知機能の低下はない．治療は基礎疾患に対して行われるが，完全な回復はまれである．

8.14 中枢神経系の感染症

ヒト免疫不全ウイルス (human immunodeficiency virus, HIV) 感染症

HIV痴呆は現在，若年者で最も頻度の高い痴呆と考えられている．潜行性の発症で，初期には記憶力と集中力のわずかな低下が認められる．無気力や引きこもり，あるいは社会的脱抑制が生じてくる．その後，平衡感覚の障害，構音障害，振戦を認めるようになり，重篤な全般性知能低下と著明な精神運動制止が急速に進行する．90％の症例は2年以内に日和見感染や誤嚥性肺炎などが原因で死亡する．HIVではリンパ腫などの占拠性病変がよくみられ，専門ユニットでの治療が必要となる．HIV感染によるせん妄や妄想性精神病も報告されている．それらに対しては通常の方法で治療される．HIVの精神医学的続発症として適応障害，不安，強迫的儀式，抑うつなどがある．

神経梅毒

梅毒トレポネーマによって引き起こされるが，今日では器質性精神病や痴呆の原因としてはまれとなっている．前頭葉関連の症状がよくみられ，パーソナリティ変化が生じ，記憶と知能の緩徐な低下が起る．抑うつがしばしばみられる．アーガイル・ロバートソン瞳孔 (Argyll-Robertson pupil, 縮瞳, 瞳孔不整, 対光反射の欠如) が50％以上の患者にみられる．後に下肢の筋力低下が起り痙性麻痺となる．血清と脳脊髄液のVDRL (Venereal Disease Research Laboratory) とTPHA (T. pallidum haemagglutination) テストが陽性となる．ペニシリン大量投与とステロイド保護療法 (ヘルクスハイマー反応 Herxheimer reaction を避けるため）が標準的な治療法である．

8.15 脳血管障害

脳血管発作（脳卒中）

　脳卒中の結果としての身体障害とは別に，抑うつは見逃されやすい重要な続発症であり，優位半球の前方の障害に多いとされている．治療にはSSRIが選択されることが多い．また，持続する高血圧や血栓塞栓症に対しても，認知障害への進展を防ぐため細心の治療が必要である．

硬膜下血腫

　発病のピークは50-60歳代にある．頭部外傷（ささいなものも含めて）の後，数週から数ヵ月で顕在化する．最初持続的な頭痛ではじまり，のちに意識レベルの変動がみられるようになる．罹病期間が長い場合は通常，記憶力の低下が明らかとなり，筋力低下，反射亢進などの神経徴候が加わる．放射性脳スキャニングで症例の90%は診断がつき，頭部CT検査も有用である．外科的ドレナージがしばしば適応となる．

くも膜下出血

　脳血管障害の8%を占め，精神医学的合併症を起こす確率も高い．初期の錯乱状態に加えてパーソナリティ変化と不安がよくみられる．注意と集中の困難が知能低下よりも多くみられる．

8.16 多発性硬化症

　通常小児期以降，50歳以前に発症する．女性は男性の2倍罹患しやすく，家族歴のある場合もある．精神医学的的特徴は持続する倦怠感と抑うつである．認知障害は経過の末期に生じ，多幸を伴うこともある．頭部MRIでは白

質病変やプラーク (plaque) を認め，視覚誘発電位や脳脊髄液中のオリゴクローナル IgG が診断の決め手となる．

第9章
いつ専門医に紹介するか

```
9.1   はじめに  205
9.2   薬物問題  205
9.3   アルコール問題  206
9.4   性的および夫婦関係の問題  206
9.5   摂食障害  207
9.6   司法精神医学  208
9.7   神経精神医学的問題  209
9.8   学習障害  209
9.9   高齢者  210
9.10  専門家による精神療法  210
```

9.1 はじめに

　一口に専門医といっても，診療内容は治療のセッティングによって大幅に異なるので，ここでの記述は，単に一つの指針といった程度のものである．専門医の多くは，紹介が行われる前に非公式な話し合いを持つことを望んでいるので，もし，当該患者をその専門医へ紹介するのが適切かどうか，あるいは，その専門治療チームで提供されるサービスに適しているかどうか迷っている時は，紹介前に相談するとよい．

9.2 薬物問題

　以下のような場合に，特に専門医への紹介が推奨され

る.
- 患者が専門医への紹介を希望する場合
- 患者が依存症候群の特徴を有している場合
- 患者が多剤乱用の複雑なパターンを有している場合
- 患者が妊娠している場合
- 注射器の使用など危険な薬物乱用行動がある場合

大量服薬や敗血症,細菌性心内膜炎,B型肝炎,結核,HIV 感染などの合併症が疑われる時は,内科医への紹介を考慮すべきである.また,家庭医と連携することも忘れてはならない.多くの家庭医は薬物乱用の患者に対して,より安全な処方に置き換えることができるし,包括的なケアを提供することも可能である.

9.3 アルコール問題

以下は専門医への紹介のための指針である.
- 重篤な依存
- けいれん発作の既往
- 振戦せん妄の既往
- 重篤な身体または精神障害の合併(認知障害を含む)
- 再三にわたる外来での解毒の失敗

以下の病態は即時入院が必要な医学的緊急事態である.
- 振戦せん妄
- ウェルニッケ脳症

9.4 性的および夫婦関係の問題

性機能不全と性的欲求の障害

- 通常は夫婦での紹介が望ましいが,個人でも受け入れ可能である.
- 16 歳以上のいかなる年齢の患者の紹介も可能である.
- 異性愛あるいは同性愛の個人,夫婦いずれでも治療可能である.

- 夫婦で紹介する時は，夫婦関係が少なくとも数カ月以上の期間であることが望ましい．
- セックス・セラピー（sex therapy）への導入には，患者（およびパートナー）の治療への十分な動機付けが必要である．
- 性的欲求，性的興奮（勃起や挿入），オルガスムあるいは射精の問題が紹介の適応である．
- 紹介を決める前に，薬の副作用（たとえば，抗うつ薬や抗精神病薬）について検討しておく．それによって，時に紹介の必要性がなくなることもある．
- 糖尿病や多発性硬化症のような器質的な要因が認められる場合も，さらに，抑うつ，不安，精神病がある場合も紹介は禁忌とはならない．

性，夫婦，カップルの治療

- 薬物の性的な面への副作用に注意する．
- パートナーとの関係が安定していれば，双方で来所するように紹介する．
- 紹介前に，双方のパートナーから同意を得ておく．
- 性機能不全の原因が器質的な場合も紹介の禁忌ではない．
- 危害が加えられる可能性の高い性的逸脱の場合は，司法精神医療チームへの紹介が適切であろう．

9.5 摂食障害

　最も効果的な援助は，摂食障害を理解している治療スタッフによって行われる．それゆえ，摂食障害と診断されれば，専門医に紹介するのが望ましい．摂食障害患者は，この病状を理解していない人に扱われると，効果がないばかりか，病状が悪化する可能性もある．

　以下の場合には，摂食障害の専門ユニットや内科病棟への緊急入院を考慮すべきである．
- BMI（179頁参照）が，$13.5\,\mathrm{kg/m^2}$以下の場合，とく

に6カ月以内に25%以上の体重減少がある場合
- 近位筋のミオパチーがある場合
- 循環不全の兆候がある場合（徐脈：脈拍数＜45, 低血圧：血圧＜70/60, 四肢末端の前壊疽状態, 頻回の失神）
- 骨髄抑制の兆候がある場合（たとえば点状出血）
- 重篤な電解質バランスの異常がある場合（たとえばK＜2.5 mmol）
- 低血糖の存在

9.6 司法精神医学

　司法精神医学は，精神医学における他のすべての専門分野とオーバーラップしている．ほとんどすべての一般精神科医が，犯罪歴や反社会的な行動の問題を抱えた患者をかなりな比率で受け持っている．また時には，一般精神科症例についても，司法医学的報告を要求されることがある．司法精神科医は，処遇困難な患者の司法医学的問題に関する仕事をすべて引き受けることを目的とはしておらず，最高度保安病院（maximum security hospital），中程度保安ユニット（medium security unit）や，刑務所ユニット（prison unit）など専門治療チームとの連係や橋渡しも行っている．また司法精神科医は，とくに長期にわたる処遇困難例の有する重篤な問題行動の管理に慣れているので，地域内でそうした症例の治療を積極的に援助することができる．それは，処遇困難例を司法精神医学チームが引き継ぐことで行われることもあれば，中心となるケースワーカーに対して定期的なアドバイスを与える形で両者が共同作業を行うこともある．

　また，患者を直接紹介しなくても，彼らのマネジメント，司法問題，サービスなどに関するアドバイスを，司法精神科医に求めることができる．特に，以下のような事項についてアドバイスが得られる．

- 危険度，特に多数のリスク因子が出現している場合（146頁参照）

- 犯行時の精神状態評価
- 危険な行動のマネジメント
- 司法医学報告書作成のアドバイス
- どのようなサービスがあり，また，どのようなサービスが当該患者に適しているかについてのアドバイス
- 最高度保安病院，中等度保安ユニット，刑務所ユニット，司法援助チーム（forensic outreach team）など専門治療サービスへの紹介
- その他法律上の専門的な問題

9.7 神経精神医学的問題

以下のような場合は，神経精神医学専門ユニットが評価と治療を受け持つ．

- 頭部外傷後の精神医学的後遺症—抑うつ状態，認知障害，痴呆，大脳葉症候群（specific lobe syndrome）など，
- パーキンソン病，ハンチントン舞踏病，運動神経障害など脳・神経系の障害
- SLEなどの多臓器（mutisystem）障害
- プリオン病
- AIDSなど若年発症の痴呆
- 睡眠障害
- てんかん—特に，精神医学的障害を随伴していたり，偽発作が疑われる場合

9.8 学習障害

- 学習障害が疑われる場合には必ず紹介する．
- 長期の薬物療法（とくに抗精神病薬）を行う前に紹介する．
- 地域支援サービスへの積極的な参加の必要性のため紹介する．単なる切り捨ての手段として紹介してはいけない．

9.9 高齢者

- 多くの老年精神医学サービス機関は，65歳以上の高齢者を対象としているが，この年齢制限は，それほど厳密なものではない．
- 大部分の老年精神医学サービス機関では，65歳以下の初老期痴呆患者のケアも引き受けている．
- 長年にわたり機能性精神疾患に罹患している患者は，新たに痴呆などの精神障害を発症しない限りは，引き続き一般精神医学チームのもとで治療を受けるのが最良である．

9.10 専門家による精神療法

精神科医のもとへ紹介されてくる患者は，たとえ中心となる治療が薬物療法であったとしても，何らかの精神療法的な配慮が必要である．また，一部の患者は，さらに，NHSで一般的に言われている精神力動的，認知行動療法的，または，システム療法的治療のいずれかを受けるために専門家の評価へと移される．もし，専門家による精神療法が適応とならない場合でも，精神療法家は，症例検討に協力し，示唆を与えてくれる．患者紹介の主な基準は：(a) 自分の直面している困難さを心理的な言葉 (psychological terms) で理解していこうとする動機づけを有し，(b) 自分自身の不安を，対応の困難な破壊的行動に移すことなく，持ちこたえることができることである．

精神力動的精神療法 (psychodynamic psychotherapy)

力動的精神療法が役立ち，適応か否かを考える際は，診断よりもパーソナリティ特性の方が重要である．即ち，①人間関係というコンテクストの中で自分の問題に取り組もうとし，②性急な症状の解消を求めず，③一個人としての困難さを可能な限り探求していく上で必要とされる，それ

ほど構造化されていない治療セッティングに耐えることのできる患者が適応となる．この療法には，絶対的な禁忌はないが，実際には，薬物・アルコール乱用が続いている患者，急性期の精神病患者，自傷や暴力傾向の認められる患者などは，NHS関連施設の基準では適応から除かれている．また，この治療を受ける患者の多くは，神経症性またはパーソナリティの問題を抱えており（たとえば，抑うつ，不安，パートナーや友人・同僚との関係の困難さ，喪失や相互依存の問題など），それらは，必然的に治療者との関係の中で再現され，治療の中で治療者と共同して取り組まれる．個人療法とグループ療法があるが，それらの選択は，患者の希望も含め，様々な要因を考慮して決められる．

認知行動療法（cognitive behavioural therapy, CBT）

この治療法は，人間の思考，行動，感情，生理はお互いにサイクル様に影響し合っており，そのサイクルのどの時点で介入しても悪循環を打破することができるという前提に立っている．」たとえば，うつ病では，自己，世界，未来について否定的な思考パターンによって特徴づけられるので，薬物による生理的な介入や行動プログラムに基づく行動科学的介入だけでなく，否定的な思考パターンも標的とされる．実際の治療プログラムのほとんどが，行動科学的な要素を織り込んでいるが，認知療法（cognitive therapy）では，機能不全に陥っている思考（dysfunctional thinking）への挑戦に力点が置かれる．これらの治療法の適応についての主な指標は，こうした治療モデルが，患者にとって意味のあるものになるか否か，そして，彼らが自ら進んで一連の治療セッションと宿題を通してこれまでの思考法に変わる新たな思考を試みることができるかどうかである．

認知行動療法は，うつ病，不安性障害，恐怖症，強迫性障害，摂食障害などに効果のあることが示されている．さらに，精神病のある側面に適用できたり，時には集団を対

象として用いられることもある．パーソナリティ障害を有する人々には，多くの場合精神力動的治療の方が適用となるが，長期的で工夫を凝らした認知行動療法が有効なこともある．

家族療法

他の多くの治療法と違って，患者自身が毎回きちんと治療に参加しない場合でも，有益な結果がもたらされることがある．それは，家族システムの変化により，家族全体としてだけでなく，患者個人にも好ましい影響が及ぶためである．患者自身が病的であればあるほど，家族は長期間のケアとサポートを強いられるので，必然的に患者の問題が家族にとっての中心的な課題となってくる．」治療の初期の段階で家族力動を評価することにより多くの示唆を得ることができ，患者のために家族療法家と協力していく意志を表明する家族は，原則的に家族療法への紹介の適応となる．家族療法は思春期の神経性無食欲症のみならず，統合失調症の再発防止についての有効性が示されており，また，パートナーの方がうつ病にかかっている場合のカップル（夫婦）療法も再発防止に役立つ．家族療法においては，評価と治療の間にはっきりとした区分はない．最初のセッションは，治療契約を確立することを目的としており，治療契約の問題は，その後のセッションでも繰り返し再確認される．治療効果にもよるが，普通，2〜3カ月間での4〜6回のセッションの契約が結ばれる．

症例検討

精神療法家からは，たとえ精神療法への適応のない場合でも，複雑で込み入った患者についての意見を聴くことができる．こうした機会は多職種の治療チーム全員が参加する機会か，あるいは定期的に行われているセミナーの中での時間を利用して持つことができる．こうしたセミナーは，力動的な精神療法家によって行われていることが多く，彼らは，患者個人の精神力動だけでなく，治療チーム

の中で生じている精神力動についても把握していく訓練を受けている．そこで検討される症例は，必然的に，彼らを援助する者の間で，様々な感情や論争をまきおこす症例が対象となる．そのような患者は共通して，Ⅰ軸診断に加えてパーソナリティ障害を伴いがちである．症例検討を行うことにより，治療者の逆転医の軌跡の個所に健全な判断と好ましい対処を介入させることができ，スタッフの手助けとなる．

第10章
初期治療

> 10.1 急性精神病 *214*
> 10.2 呼吸に影響を及ぼす急性ジストニア *217*
> 10.3 悪性症候群 *218*
> 10.4 急性躁病と緊張病 *220*
> 10.5 重症うつ病 *221*
> 10.6 妊娠および授乳中の向精神薬投与について *222*
> 10.7 電気けいれん療法 *223*
> 10.8 故意の自傷 *227*
> 10.9 アルコール依存症 *229*
> 10.10 振戦せん妄 *231*
> 10.11 ウェルニッケ脳症 *232*
> 10.12 薬物乱用 *232*
> 10.13 摂食障害 *242*
> 10.14 身体化 *243*
> 10.15 性障害 *246*
> 10.16 学習困難 *249*

10.1 急性精神病（Acute psychosis）

急速鎮静（rapid tranquilization）に関するアドバイスを図10.1に示す．附表4には抗精神病薬を，付表5にはデポ剤の詳細を示す．

10.1 急性精神病

```
                                            上記の治療が奏功しない場合、
                                            あるいは患者が服薬を拒否する場合
```

	薬物治療を受けていない場合、あるいは現在の処方が不明な場合	ベンゾジアゼピンを規則的に服用している患者の場合	抗精神病薬の経口投与を試みる。たとえばクロルプロマジン50～100mg、あるいはロラゼパム1mg、ハロペリドール5～10mg経口投与する。	すでに抗精神病薬か、あるいは抗精神病薬とベンゾジアゼピン系薬剤両方の薬物治療を受けている場合
第1段階	ロラゼパム[1] 1mg筋注を試みる[2]（あるいはジアゼパム静注）	ハロペリドール2.5mg筋注		ハロペリドール5mg筋注+プロメサジン[1] 1mg筋注
第2段階	30分後、なお鎮静が必要であれば上記を繰り返す。ロラゼパム最大投与量は1日4mg.	30分後、なお鎮静が必要であれば上記を繰り返す。ハロペリドール最大投与量は1日30mg.		30分後、なお鎮静が必要であれば上記を再度施行する。効果がなければzuclopenthixol acetate[7]投与を考慮する
第3段階	ハロペリドール2.5mg筋注を試みる	promethazine[5] 50mg筋注を試みる	amylobarbitone[6] 200mg筋注を試みる	promethazine[5] 50mg筋注を試みる
第4段階	30分後、なお鎮静が必要であれば上記を繰り返す[4]。ハロペリドール最大投与量は1日30mg.			paraldehyde[8] 5-10ml筋注試みる

まず薬物療法以外の方法を試みる。たとえば患者を引き離し、会話することで落ち着かせる。患者のプライバシーを大切にし静かな場所で対処する。

図 10.1 急性混乱・暴力行動の治療アルゴリズム

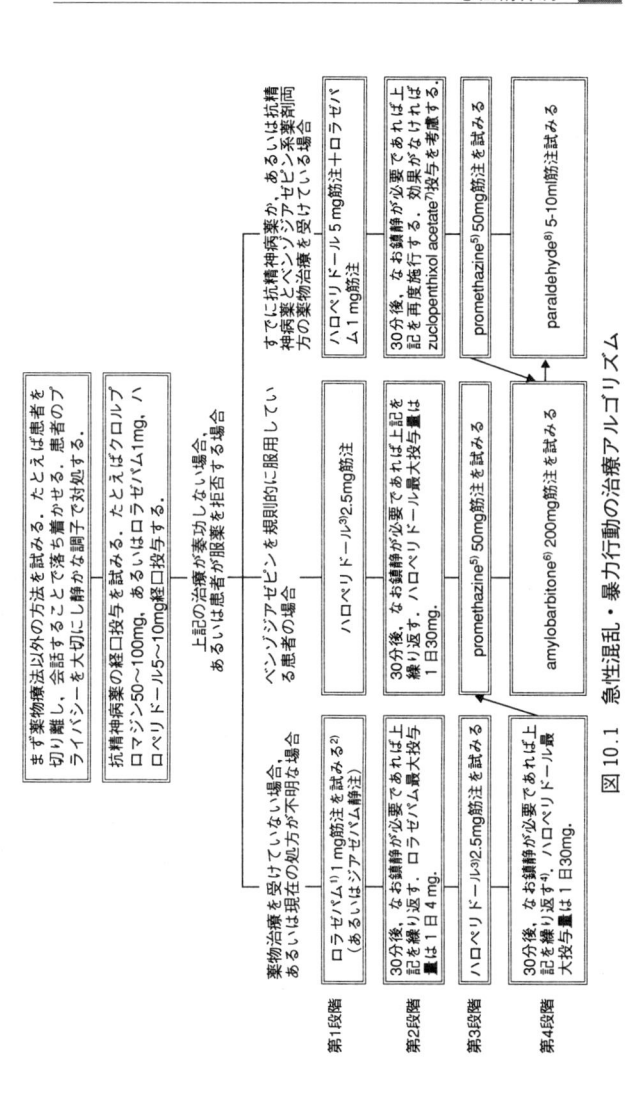

著者注：
1) ロラゼパムの商品名はワイパックス。日本での訳者注：注射薬は未発売が上手でない場合はミダゾラム投与を考慮する。
2) ロラゼパムの拮抗薬としてフルマゼニルを用意しておく、呼吸数のモニターを行い、呼吸数が1分間に10回以下に低下した場合、フルマゼニルを投与する。ロラゼパムを3回投与しても無効な場合、静注（ジアゼパム、5-10mg）投与を考慮する。
3) 抗精神病薬を服用したことのない患者の場合は気を付ける。procyclidine[訳者注：抗コリン剤、日本では未発売]筋注用を用意しておく。ハロペリドールを投与する際、同時にprocyclidine 5mgを投与する。
4) 30分後のハロペリドール2.5mg筋注が無効な場合、必要に応じて5mg、そして10mg投与する。筋注を3回施行しても効果がない場合はハロペリドール静注を考慮する。最近の英国薬局方の変更に従い、ハロペリドールの最大投与量は1日30mgまで。上級医に相談なく高用量の抗精神病薬を投与してはいけない。
5) promethazineは1日100mgを限度として投与を繰り返す。注射施行後効果を判定するために1〜2時間待つ必要がある。
6) 薬理学的拮抗薬はない。コンサルタント医のアドバイスがあるときのみ使用が許される。
7) 抗精神病薬とベンゾジアゼピン系薬剤いずれか、両方を繰り返し筋注しなければならない場合のみzuclopenthixol acetateを投与する。zuclopenthixol acetate投与後、同薬剤を24時間以内に再投与してはいけない。
8) paraldehydeは今ではほとんど用いられない。

訳者注：
paraldehyde：パラルビヒソレート誘入前に抱水クロラール、エナクロルビビノールなどとともに鎮静・催眠薬として用いられた薬物。主に振戦せん妄や異常の治療に用いられてきた。
amylobarbitone：amobarbital（イソミタール）
zuclopenthixol acetate：thioxanthine系薬体の抗精神病薬。日本では未発売。

急性精神病の治療

統合失調症の初発エピソードの場合，非定型抗精神病薬あるいは少量の定型抗精神病薬を少なくとも6週間投与して経過をみる．非定型抗精神病薬は定型抗精神病薬と比較し耐容性に優れていると考えられている：たしかに非定型抗精神病薬は，通常の投与量では錐体外路症状の出現頻度が少ない．最初の薬剤による治療が奏功しない場合，服薬のコンプライアンスと耐容性について再検討することが大切である．処方された抗精神病薬を服薬しているにもかかわらず，反応が不良あるいは全く改善が認められない場合，他の抗精神病薬に切り替えた上でさらに6週間経過をみる．

統合失調症の再発の場合，社会・心理的誘発因子の検討と同時に服薬を遵守できているか評価する．服薬遵守が確認できれば，通常の薬物治療を継続する（急性期には，必要であれば短期作用型鎮静薬を併用する）．あるいは別の系統の抗精神病薬への切り替えを考慮する（その上で6週間評価を継続する）．2番目の抗精神病薬による治療も無効な場合，次の治療薬として clozapine 投与を考慮する．もし，服薬のコンプライアンスが不良な場合は，その理由を検討する．服薬のコンプライアンスを高めるよう援助したり，薬物治療の意義についての教育が有用である．コンプライアンス不良の原因が薬物への耐容性に問題のある場合は，他の系統の薬剤の使用を患者と相談する．デポ剤の使用が必要な場合もある．

10.2 呼吸に影響を及ぼす急性ジストニア

臨床特徴

突然の発症．抗精神病薬（しばしばブチロフェノン系薬剤）の投与数時間後に生じる．高齢者よりも若年者に生じやすい．呼吸器系の喘鳴と舌の突出を伴う有痛性筋れん縮

が生じ，パニックを引き起こす．

鑑別診断

てんかん重積状態，咬痙（trismus），異物閉塞，ヒステリー（まれ）

治療

抗精神病薬を中止する．抗ムスカリン薬（procyclidine 5-10 mg）を筋注する．患者やスタッフに，すぐによくなることを説明し安心させる．チアノーゼの有無を確認し酸素を投与する．必要があれば身体管理ユニットに移す．

10.3 悪性症候群 (Neuroleptic malignant syndrome, NMS)

悪性症候群は抗精神病薬に対する，まれな特異体質的な（idiosyncratic）反応であり，以下の症候により特徴づけられる．

- 錐体外路症状としての極度の筋強剛その他のジストニア
- 発熱（軽度のものを含めて）
- 自律神経不全
- 発汗
- 意識混濁

急性致死性緊張病とかなりな重複がある．過去に報告されている悪性症候群の発生率は 0.07～2% とかなりの幅がある．これは，おそらく悪性症候群には明確な診断基準がなく，他の錐体外路症候群と重複しているためであろう．関連する生化学的およびその他の異常は，クレアチンフォスフォキナーゼの著明な上昇，白血球増多，赤血球沈降速度（ESR）の上昇である．

悪性症候群はすべての抗精神病薬で報告されており，発症を予測することはできない．一般には，高力価の抗精神病薬の大量投与に関連しているが，これが常にあてはまるとは限らない．報告されている死亡率は 12～18% で，通

図 10.2 悪性症候群の治療アルゴリズム

```
急性期内科病棟あるいは ICU に移す．心電図，血圧，腎機能を監視する
                    ↓
           抗精神病薬投与の中止
                    ↓
     ブロモクリプチン 5～10 mg を経口で 1 日 3 回投与
                    ↓
              (内服できない場合)
                    ↓
          アポモルフィン皮下注 1 mg/時間
                    ↓
              (改善が認められない場合)
                    ↓
              ダントロレンナトリウム
         50 mg を 1 日 2 回投与，最長で 3 日間
```

常，自律神経不全（たとえば心停止），横紋筋融解とミオグロビン尿症による腎不全の結果，死に至る．

悪性症候群の治療

悪性症候群が疑われた患者は，すべて身体的集中治療設備を有する施設へ移すのが望ましい．早期に確定診断された症例では，抗精神病薬の即時中止が急速な改善をもたらす．ブロモクリプチンの経口投与やアポモルフィン皮下注射など，ドパミン・アゴニストも推奨される．また，末梢筋弛緩薬であるダントロレンが 5 回まで経静脈投与されることもある．水分・電解質補給，腎機能の維持のためあらゆる処置を講じる．診断が確定した症例では，これらの治療により平均 10 日間で改善がみられる（図 10.2）．

残存する精神症状の治療

精神症状が残存し治療を要する場合，ECT がもっとも安全な選択とされる．しかし，自律神経不全により麻酔のリスクが増加するので，ECT は全身状態が安定するまで延期する．抗精神病薬投与再開時の再発の可能性を減少させるために，2 週間の「休薬日」をもうけることが推奨される．抗精神病薬の再投与には，悪性症候群を引き起こし

た抗精神病薬とは異なる構造をもつ，低力価抗精神病薬を用いる．抗精神病薬の投与再開後，血圧，意識，体温，クレアチンフォスフォキナーゼなど身体面のモニターが毎日必要である．およそ6人に1人が抗精神病薬再開後再発すると言われている．

10.4 急性躁病と緊張病

急性躁病エピソードの治療には，気分安定薬（mood stabilizer）が最も有効である：リチウム（目標とする血中濃度：0.6～1.2 mmol/L），カルバマゼピン（目標とする血中濃度：8～12 mg/L）あるいはバルプロ酸（目標とする血中濃度：50～100 mmol/L）．行動上の障害に対する鎮静を目的として，ベンゾジアゼピン投与（ロラゼパム1 mg 1日3回あるいはクロナゼパム1 mg 1日2回）を必要とすることがある．2～3日間投与を行った上で評価し，症状の改善とともに減薬する．気分安定薬（ベンゾジアゼピンと併用する場合，しない場合）が無効な際は，抗精神病薬投与（ハロペリドール5 mg 1日3回，クロルプロマジン100 mg 1日3回，あるいはオランザピン1日10 mg）を開始する．精神病症状を伴う場合は抗精神病薬投与を早い段階から考慮する．1～2週間，抗精神病薬の効果を評価し，症状の改善とともに減薬する．

重症患者，拒薬患者，あるいは躁状態での緊急時には，ECTが考慮されることもある．この場合，急速な症状の改善が必要とされるので，ECTは両側に施行されるべきである．ECTを1～2回実施すれば，症状は軽減されてくる．

緊張病は，今日では先進国ではまれにしかみられない．緊張病を治療する上で最も大切な原則は，悪性症候群，躁病あるいはうつ病性昏迷を鑑別することである（125頁参照）．急性統合失調症における緊張病は以下の症状により特徴づけられる．即ち，ろう屈症（waxy flexibility），拒絶症（negativism），自動服従（automatic obedience）

および「平板な」感情（wooden affect）などである．緊張病においては，基礎疾患を治療することが重要であるが，緊張病が持続的で患者が苦しんでいる状態では，ベンゾジアゼピン投与や ECT が試行されることもある．

10.5　重症うつ病

抗うつ薬による治療

　治療の中心は抗うつ薬である．抗うつ薬を治療用量まで増量し，4〜6週間かけて有効性を評価する．患者の薬物への耐容性が低いか，あるいは耐えうる最高量を投与しても不十分な反応しか得られない場合は，別の抗うつ薬に切り替える．抗うつ薬で切り替える際は，急速な中止は避け漸減・漸増する．どの抗うつ薬も突然中断すると離脱症状を引き起こす可能性があるので，できれば4週間かけてゆっくり減薬していく．抗うつ薬中止の際よくみられる症状は，めまい，電撃様感覚，不安と焦燥，不眠，感冒様症状，下痢，腹部スパスム，知覚異常，気分変動，嘔気，抑うつなどである．離脱症状が生じた場合は，減薬のスピードを落とし，服用していた最少量の抗うつ薬投与にもどす．抗うつ薬投与をすでに中止している場合は，離脱症状が1〜2週間以上持続することはまれであることを説明し，安心してもらう．

自殺企図患者の入院管理レベル

　自殺企図の患者が入院したとき，主治医は上級看護師と管理レベルについて話し合う．管理レベルの選択肢は以下の通りである．

1. **注意深い観察**　患者は常に上級看護師の目の届くところで治療される．これは自殺の危険性が高いうつ状態の患者が入院した場合の通常の対応である．数日間で危険性は減少することが多いが，毎日自殺のリスクについて評価する必要がある．

2. **持続管理** 患者は常に看護師がすぐにかけつけられるところで治療される．これは患者が過食を含む自己破壊的行動を起こすリスクがある時に用いられる．
3. **通常の看護**

他の身体的リスクの評価

体重減少はよくあることで，その程度が重篤でなければ心配する必要はないが，脱水症状は常に入院の適応となり，電解質を含めた体液バランスの評価を行う．多くの場合，熟練した看護のみで患者に飲水を促すことが可能であるが，うまくいかない場合は，まれであるが経静脈的水分補給や緊急ECTなどによる対応が必要となることもある．

10.6 妊娠中および授乳中の向精神薬投与について

妊娠中においても，一般には，最も汎用されている薬物が用いられる．抗うつ薬については，ノリトリプチリン，アミトリプチリン，イミプラミンなどの三環系抗うつ薬がよく選択される．SSRIでは，fluoxetineが産科合併症や胎児の催奇形性と関連しないと考えられている．抗精神病薬ではクロルプロマジンとトリフロペラジンがよく選択される．デポ剤，非定型抗精神病薬は避けることが望ましい．鎮静薬が必要な場合，プロメザジン（ピレチア，ヒベルナ）は投与可能である．リチウム，カルバマゼピン，バルプロ酸などの気分安定薬はすべて，妊娠初期3カ月間の投与は避けるべきである．

授乳期間中の抗精神病薬投与に関する系統だった研究は，ほとんどなされていない．母親が向精神薬を服用していて，乳児に腎臓，肝臓，心臓血管系，神経系の障害が認められた場合は，授乳を中止すべきである．母親がモノアミン酸化酵素阻害剤（MAOI），リチウム，clozapineを服用している場合も授乳を中止する．doxepine以外の三

環系抗うつ薬は安全と考えられている．SSRI に関しては，初期の報告では乳児には軽度の影響しかないとされているものの，それ以降関連文献はほとんど見当たらない．抗精神病薬では，クロルプロマジン，ハロペリドール，トリフロペラジンは投与量を増量しなければ投与可能である．バルプロ酸およびカルバマゼピンは比較的安全のようである．

10.7 電気けいれん療法

精神薬理的，心理的治療法の進歩により，電気けいれん療法（ECT）は以前よりも必要とされる頻度が減少してきた．編者の考えでは，ECT は絶対適応のある症例のみに使用すべきである．患者の多く（および患者の家族）はECT に不安を抱いており，ECT の手順，治療目的，副作用などの説明には，十分な配慮が必要である．書面によるECT の説明を，いつでも使えるように用意しておく．強制的な ECT の施行の場合は，特に注意が必要である．しかしこれが避けられられない場合には，ECT 施行前に適切な法的手続きをとる必要がある．

ECT に関する詳細な情報については，"ECT ハンドブック"（王立精神科医会［Royal College of Psychiatrists］ECT 特別委員会第 2 報告書）を参照のこと．王立精神科医会は ECT 施行の標準的な方法を改善し最新の情報を提供する目的で，教育用ビデオを作成している．ECT 施行に関して，独自の方針やガイドラインを有している病院もあるので，それらを熟知しておく．また関連する精神保健の法令についてもよく知っておく．

適応

うつ病

ECT は重症うつ病に有効な治療法であるが，うつ病患者全体の中では，ごく少数の患者にのみ必要となる．精神運動抑制や幻覚・妄想などの精神病像を伴う症例では特に

有益である．また，急性に強い自殺の危険が生じた患者や，十分な栄養や水分摂取を維持できない場合には救命手段となりうる．その他ECTの適応としては，患者の希望，ECTに反応した既往，迅速な治療効果を要する場合，他の治療法でECTを上回るリスクがある場合などである．高齢のうつ病患者で抗うつ薬に反応しないか，あるいは不快な副作用がある場合に，ベテランの精神科医の中には，ECTを推奨する人もいる．

躁病

ECTは躁状態にはまれにしか用いられない．迅速な治療効果を必要とする場合，あるいは高用量の服薬に代わる安全な代替治療として，または，薬物抵抗性躁病，急速交代性躁病などに対して適応となる．

統合失調症

統合失調症に対するECTの適応は，西洋社会では少なくなっている．精神病症状に緊張病性興奮あるいは静止 (immobility) を伴う場合，ごく稀にECTが用いられることがある．その他薬物治療に患者が耐えられない場合，あるいはclozapineを含め十分な抗精神病薬投与に反応しない場合にECTが考慮されることがある．

その他の状態

ECTは産後精神病，悪性症候群，緊張病に有効な場合がある．また，重症せん妄，難治性てんかん，パーキンソン病（とくにオン・オフ現象を伴う症例）に対しても用いられてきた．

禁忌

ECTの適応に関して絶対禁忌はないが，合併する身体疾患が治療され，身体的に健康な状態で施行されるべきである．精神科医，麻酔科医，内科医の緊密な連携が必要である．妊娠や高齢はECTの禁忌ではない．しかし，ECT

は麻酔を必要とするので，麻酔の禁忌はECTの禁忌となる．最近生じた心筋梗塞，脳血管障害，頭蓋内圧亢進などのあるハイリスク症例では，個々の症例について麻酔科医と相談すべきである．心疾患のあるハイリスク症例では，ECT施行前に内科医あるいは心臓病専門医による評価が必要である．そうした例では，ECT施行中のECGモニタリングが必要であり，心肺蘇生と不整脈の治療に精通したスタッフの必要なことを認識しておかねばならない．心筋梗塞後は，できるだけECT施行を延期するようにし，おそらく3カ月後には安全だろうと言われている．

副作用

ECTに関連した死亡率はおよそ10万回に2回で，小外科手術の死亡率と同程度である．最も一般的な副作用は，頭痛，記憶障害，錯乱である．まれな副作用としては，けいれん発作の遷延，遅発性のけいれん発作，躁転，あるいは膀胱破裂や誤嚥性肺炎などの身体的併発症がある．ECTのモニタリングの改善とともに，麻酔にバルビツレートと筋弛緩剤を併用する修正が行われたことで，副作用の出現率が減少した．

ECTの両側刺激がけいれん誘発のために推奨されるが，認知面の副作用が問題になる症例では非優位側の片側ECTが用いられることもある．

準備

十分な身体的検査と詳細な病歴聴取がすべての患者に必須である．電解質，全血球数測定など基本的な血液検査に加え，鎌状赤血球など他のスクリーニングも考慮する．心疾患その他の身体疾患の既往があればECGや胸部レントゲン撮影も必要であり，身体疾患についてはすべて麻酔科医に報告する．

一般の麻酔と同様に，患者は少なくとも術前6時間絶食とする．ベンゾジアゼピンは強力な抗けいれん薬なので，ECT直前の投与は避ける．短時間作用型ベンゾジアゼピ

ンも，前夜鎮静に用いると翌朝かなりの量が体内に残存していることがある．しかし，長期にベンゾジアゼピンを使用している患者では，ベンゾジアゼピン離脱時にけいれん閾値が低下するので，ECT 施行時にベンゾジアゼピンの急速な減量は避けることが望ましい．また，抗てんかん薬はてんかん閾値を上げるので，治療には高い刺激電力を必要とする．てんかんの治療に抗てんかん薬が必要なのは，抗てんかん薬がけいれん閾値を正常に戻す効果があるためである．抗てんかん薬を気分安定化のために処方している場合は，ECT 施行中もできれば処方を継続する．抗精神病薬は，けいれん促進剤（proconvulsant）として働く傾向がある．

入院患者の場合，ECT を施行する部屋まで患者の信頼しているスタッフが同行する．病棟スタッフは，それまでに宝石や義歯をはずすことを含めて，ECT 施行前に必要なチェック・リストのすべての項目を確認し，完了しておく．担当医は，診療録およびこれまでの処方内容に目を通しておく．また，コンサルタント医による ECT 施行の指示には，ECT の適応，関連ある病歴，これまでの治療，法律上の処遇（legal status），精神医学的病歴が記録されており，これらをいつでも参照できるようにしておく．過去に ECT を施行されたことのある患者の場合は，その時の ECT 施行の資料をみれば，必要な刺激電力についての有用な情報が得られる．十分なインフォームド・コンセントを得てその記録を残し，ECT 施行に関する法的文書を作成し，今後の厳重な監査に備えて，いつでも見られるようにしておく．

施行

ECT は，慎重に施行すべきである．ECT の刺激装置は安全で使いやすいものでなければならない．ECT の刺激装置の使い方に慣れておき，上級医から使用方法についての詳細で適切な指導を受けておく．脳波のモニタリングを行うことが望ましい．電極の配置は両側あるいは片側の場

合もあるが，両側に配置する方法が一般的である．片側のみの刺激は両側の場合に比較し，記憶障害がかなり少ない．しかし，迅速な効果が必要な場合は両側 ECT が選択される．刺激強度の調整や初期刺激については，地域ごとにその方法を決めているところもある．個々の症例によりけいれん閾値は 40 倍の差がある．ECT そのものに抗けいれん効果があるので，一連の治療中にけいれん閾値は高くなっていく．

治療効果のあるけいれん発作は，両側刺激で観察上約 15 秒間持続する必要があり，脳波上では 20～50 秒間の持続が必要である．遷延性発作とは 2 分間以上けいれんが持続する場合で，麻酔導入薬あるいはジアゼパムの静脈内投与により即座に発作を止める．治療の回数は，臨床症状の改善の程度によって決定する．2 回目以降の ECT の刺激強度は前回用いた刺激強度（ECT により，けいれん閾値が上昇していることも考慮する）を参考にして決める．通常週に 2 回，合計 6～12 回施行する．

10.8 故意の自傷（Deliverate self-harm, DSH）

患者の社会生活環境とコーピング・スキルを考慮に入れて，精神状態を評価する（40～43 頁参照）．

1. 故意の自傷による患者の身体面の治療を優先する（アセトアミノフェンの肝毒性に気をつける）．
2. 傾眠状態にある患者では，自殺や自傷を繰り返す危険性は評価できない．
3. 故意の自傷（DSH）を繰り返す危険性が低く，精神障害のない患者では原則として危機介入を適用する．即ち，自傷した理由を「理解」し，社会資源を活用する．今後自傷しない約束をしたうえで家族のもとへ退院させる．また，家庭医へ通知し，故意の自傷・アルコール薬物サービスチームへ予約を入れる．
4. DSH の最も危険性の高い患者は精神障害患者である．マネジメントはコミュニティで得られる社会資源によ

る（援助してくれる家族，家庭医，コミュニティ精神科看護師 [community psychiatric nurse, CPN]）．これらの社会資源で対応できない場合は入院を考慮し，強制入院が必要なこともある．
5. 頻回に DSH を繰り返す患者にも，これと同じ方針を適用する．長期的なマネジメント計画が，実りの少ない入院治療を避けるために不可欠である．
6. リスクを完全に取り除くことはできないが，十分な診療録の記載と多職種間のコミュニケーションが患者の健康と治療者自身を守るために不可欠である．

オピエトの大量服薬では，さまざまな程度の意識障害，呼吸抑制，針先瞳孔（pinpoint pupil）が生じる．もし意識障害や呼吸緩徐があれば，短時間作用型麻薬拮抗薬ナロキソンを用いる．2〜3 分間隔で 0.8〜2 mg を繰り返し投与し，呼吸機能が改善されなければ最大量 10 mg まで投与する．あらかじめ注射シリンジにナロキソンが充填されているものを利用することができる．ナロキソンは短時間作用型なので，患者の反応に合わせてナロキソンの投与ができるよう準備する必要がある．メサドン（methadone）の大量服薬については，それが長い半減期を持つため，こうした対応が必要であり，重篤な例では人工呼吸の必要なこともある．

ナロキソン投与により急性の離脱症状が生じうる．このため離脱症状を 24 時間観察し続ける必要があるが，多くの患者はオピエトに対する衝動的欲求（craving）のため自ら退院してしまうことがよくある．

メサドンの大量服薬の報告があれば，呼吸抑制の徴候がなくても活性炭を投与し，厳重に経過を観察する．患者に嘔吐させることはすすめられない．なぜなら中枢神経系の抑制や意識混濁が急速に進行しており，窒息を引き起こす危険があるからである．

コカインの大量服薬では，不整脈，心虚血，心筋炎，心筋障害，高血圧など心血管系の合併症をおこすのが特徴である．けいれん発作や異常高熱も生じうる．患者には支持

的に接し，早急な身体管理が必要である．

10.9　アルコール依存症

アルコール離脱症候群

　アルコールに対する身体依存のある患者のみがアルコール離脱症状を経験する．したがって大量飲酒者でも離脱症状を経験しない者もいれば，軽度〜中等度の離脱症状を生じる者もいる．さらに，生命を脅かすような離脱症状を示す者も少数いる．

　アルコール離脱症状は最終飲酒からおよそ3〜6時間後に始まる．初期症状は振戦，発汗，嘔気，不眠，不安などである．意識清明下で一過性の幻聴も起こる．10〜60時間後にアルコール離脱けいれんが生じる恐れがある．これらの全般性けいれん発作（大発作）は，低血糖，低カリウム血症，低マグネシウム血症に関連して生じることもあれば，合併するてんかん発作の場合もありうる．ほとんどのアルコール離脱症状は断酒後72時間以内に消失する．離脱が重篤であるほど症状の持続時間も長くなる．最終飲酒から72時間付近で振戦せん妄へ発展する症例も少数ながらある．振戦せん妄の症状は重篤な意識混濁，錯乱，さまざまな種類の幻覚，振戦，恐怖，妄想，不穏，興奮などである．一般に3〜5日間続き，徐々に回復する．促進因子は低血糖，低カリウム血症，低カルシウム血症，感染の併発などである．

　振戦せん妄とウェルニッケ脳症は即時入院が必要な緊急事態である．

アルコール離脱症状の治療

　多くの患者はコミュニティのなかで安全かつ効果的に解毒できる．入院による解毒の適応としては，重篤な依存，振戦せん妄あるいはアルコール離脱けいれんの既往，合併する身体医学的問題，支援のえられない家庭環境，過去の

コミュニティでの解毒プログラムの失敗などである．すべての患者に一般的な支援が必要であり，一部の患者には離脱症状に対する薬物投与が必要である．治療としてベンゾジアゼピンが第一選択であるため，医師は，このクラスの薬剤のひとつに精通していなければならない．アルコール離脱症候群の重症度の幅が広いため，薬物投与量の指針が以下のように示されている．外来患者で軽度～中等度の離脱にはクロルジアゼポキサイド 5～10 mg を 1 日 3～4 回投与で効果がみられることもあるが，中等度の離脱には 15～20 mg を 1 日 3～4 回投与が必要なこともある．コミュニティあるいは外来での解毒は約 1 週間続けるべきである．入院患者の場合，入院後 24 時間は離脱症状の重症度に見合った量のクロルジアゼポキサイドを柔軟なやり方で投与する．入院患者では通常高用量の投与が必要で，たとえばクロルジアゼポキサイド 40～60 mg を 1 日 3～4 回投与し，5 日間かけて減量する．しかし，振戦せん妄を認める患者や振戦せん妄の既往のある患者では長期間の投薬を必要とする．

chlormethiazole*（Heminevrin）は，入院患者には用いる意義があるが，コミュニティでの解毒には依存の可能性があるため禁忌である．

これらの治療は，アルコール離脱けいれんの発現を防ぐので，抗けいれん薬は通常使用しなくてよい．しかし，過去の離脱期間中にけいれんの既往があったり，未治療のてんかんの既往があればカルバマゼピンも考慮する．

また，これらの症例では，ウェルニッケ脳症のリスクがあるので，予防的にサイアミン（ビタミン B_1）の補充がすすめられる．サイアミンは，経口摂取では吸収が良くない．ウェルニッケ脳症の予防的治療には，高力価ビタミン B 群（Pabrinex）を 1 日 2 アンプル筋肉内か静脈内に 3～5 日間投与する（Pabrinex が入手できない場合はサイ

---

*訳者注：GABA 受容体（ピクロトキシン/バルビタール部位）を介して効果を発現する薬剤で，高齢者の不眠・興奮に対しても用いられる．

アミン 200〜300 mg を筋肉内に投与する）．非経口的なビタミン補充は，適切な蘇生設備が直ちに利用可能な場合にのみ施行する*．

10.10 振戦せん妄

臨床徴候

アルコール離脱現象．急激に発症する幻覚，恐怖，失見当識と錯乱，振戦，頻脈，発熱，落ち着きのなさ，盗汗が生じる（常に全ての症状が出現するわけではない！）．

鑑別診断

他の原因によるせん妄

治療

完成した状態像を呈する振戦せん妄は，内科ユニットで治療すべきである（死亡率5％以上）．十分な鎮静（クロルジアゼポキサイド 40 mg 1日4回）と補液を行う．ウェルニッケ脳症の予防にビタミン類（サイアミン）を投与する．離脱けいれんに注意する．

---

*訳者注：サイアミンを非経口的に投与するとアナフィラキシーの危険があるが，危険の程度は定量的に検討されていない．自発的な事故報告の集計によれば，死亡報告はサイアミンの静注 100 万件あたり1例，筋注 500 万件あたり1例である．アナフィラキシーはサイアミンの非経口投与時の副作用としてよく知られているので，これは過小報告であろう．自発的な報告はえてして少なくなりがちである．アナフィラキシーの危険は静注のほうが筋注よりも大きい．筋注の場合は疼痛が著しい（デイヴィッド・テイラー，キャロル・ペイトン編，佐藤裕史訳，症例で学ぶ精神科薬物療法－向精神薬の使い方－：金剛出版，東京（2003）から引用）

10.11 ウェルニッケ脳症

臨床徴候

　古典的な臨床像は，サイアミン欠乏による急性発症の眼振，注視麻痺，失調歩行，錯乱であるが，全ての患者にこれらの症状すべてを認めるわけではない．ウェルニッケ脳症はアルコール依存症患者でもっともよくみられるが，栄養失調や嘔吐が遷延する場合（摂食障害も含めて）でも生じることがある．

鑑別診断

　感染性あるいは代謝性脳症，水頭症，脳腫瘍，後頭部の梗塞，あるいは脳内出血．

治療

　本症が疑われたら，直ちにできれば経静脈的にサイアミンを投与する．高力価のビタミンB群を筋肉内あるいは経静脈内に少なくとも1日4アンプル2日間投与する．治療に対して症状の改善を認めた場合，5日間あるいは改善が続く限り1日ビタミンB群2アンプル投与を継続する．

10.12 薬物乱用

基本的治療

- 地方ごとの薬物乱用パターン，実際の使われ方，使用されている用語などの知識が医師患者間のラポールに重要である．
- 薬物使用，および薬物使用に関連した性行為による収入などの行動に対し，批判的にならない態度が基本である．
- 緊密なスタッフ間の情報交換により，患者に伝えるメッセージの混乱を最小限にとどめることができる．

- 現在の治療セッテイングによって，患者が何を期待できるかを明確にする．
- この治療セッテイングで患者に何が期待されているかを明確にする．
- 薬物乱用者にとって特に救急場面は，医療サービス関係者と接触できる唯一の機会かもしれない．その機会に，患者に対して一般的な健康ケアの必要性，教育，ハーム・リダクション（harm reduction，後述）に関するしっかりとしたアドバイスを与えることが重要である．
- 慢性化した薬物乱用者の乱用パターンの新たな変化は，通常，計画－変化－再発というサイクルを何度か繰り返す過程で生じてくる．急激な持続的変化の起こることを期待しすぎ，落胆するのではなく，希望的かつ楽観的な態度を持ち続ける．

オピエト

オピエト離脱

　ヘロインの離脱症状は，薬物最終使用後12時間以内に始まる．72時間以内にピークを迎え，普通1週間以内に終わるが，軽微な症状や睡眠障害は数週間続くこともある．クリニックで治療されている患者ではメサドンからの離脱を呈するものもいる．メサドンは長い半減期を持つため，離脱症状の始まりは遅く（普通少なくとも最終服薬から24時間後），ピークは数日後，1週間以上にわたって続く．その他のオピエトからの離脱パターンは半減期や用量から予測できる．部分的オピエトアゴニスト（たとえばbuprenorphine）からの離脱症状は完全アゴニストからの離脱症状よりも一般に軽いとされている．

　オピエトからの離脱は，オピエトに適応した神経伝達システムの順応的な活動（unopposed activity）により生じる．青斑核（中枢ノルアドレナリン作動性）や末梢交感神経系の順応的活動亢進の効果を考えれば，次のような症状の出現が予測される．

- 散瞳

- 鼻漏
- 流涙
- くしゃみ
- 立毛
- 嘔気
- 嘔吐
- 腹部疼痛性けいれん
- 下痢
- 骨格筋けいれん
- 不安
- 不機嫌
- 頻脈
- 血圧上昇

オピエトに対する衝動的欲求 (craving), 探索行動も出現しやすい.

オピエトの離脱は, 痛みなどもともとあった症状を顕在化させる. こうした離脱症状は極めて不快なものではあるが, 離脱症状が直ちに身体的な危機とはならない. オピエト離脱症状の重篤さはオピエトの服用量でさまざまであるが, 身体的および社会的状況など他の因子にも影響されやすい.

非オピエト系薬物による症状緩和

これは離脱期の患者が受診したときに医師によって提供される治療の選択肢の一つである. 考慮される薬剤は以下の通り.

- metaclopramide
- diphenoxylate[*1]+アトロピン (Lomotil)
- mebeverine[*2]

上記薬剤を離脱期間中, 通常量処方する. ジアゼパムも睡眠, 筋けいれん, 不安に有効な場合がある. 患者にベンゾジアゼピン乱用の疑いがないときに限って, 中等量を予

[*1] 訳注:ジフェノキシラート 麻酔性の止瀉剤
[*2] 訳注:メベベリン 平滑筋弛緩剤

想される離脱期間に限って処方する．

メサドン

　メサドンはオピエト離脱の治療によく用いられる．まず最初に離脱症状を抑制するのに十分な投与量を与え患者を安定化させる．次にメサドン投与量を指数関数の衰退曲線によって漸減する（つまり初期により大きく減量する）．実際には，状況に応じて減量に必要な期間は異なり，入院により10日以上かけて減量する場合もあれば，外来でゆっくり減量するなどさまざまである．厳密な減量プロトコールに従うよりもむしろ患者との話し合いによって柔軟に減量していくほうが全体的な利益は大きい．

lofexidine

　lofexidineは中枢性 α_2 アゴニストで，離脱症状の治療薬として認可された．クロニジン（clonidine）よりも低血圧を起こすことが少ない利点がある（クロニジンは入院治療で用いられてきた別の中枢性 α_2 アゴニスト）．lofexidineの投与に際しては，投与前および投与中に経時的な血圧・脈拍数の観察が重要である．推奨される投与量は，最初1日2回0.4〜0.6 mgを投与し，その後離脱症状をコントロールするのに必要な用量に向けて，段階的に1日あたり0.2〜0.4 mg増量する．最大1日投与量は2.4 mgまでとし，薬剤は2〜4回に分けて投与する．離脱症状を制御できた投与量を7〜10日間継続し，その後2〜4日以上かけて減量していく．

オピエト：基本的な置換療法

　メサドンは経口投与できる長時間作用型の合成オピエトである．ヘロイン乱用者に対してメサドン置換療法を用い，以下のようないくつかのタイプの治療が行える．
・短期間の解毒
・断薬を目標とした長期間（数ヵ月）にわたる外来治療
・維持療法

維持療法は,長期間(年単位)にわたるものでなければ,普通,断薬を目的とはしていない.維持療法の目的は,注射回数を減らすこと,不法薬物使用を減らすこと,犯罪を減らすこと,そして社会的・心理的に安定させることである(ハーム・リダクションの項参照,240-242頁).

メサドン投与に共通したいくつかの重要なポイントがある.メサドン投与開始前に患者がオピエト依存であることをはっきりさせる.診断方法には次の事項が含まれる.

・病歴聴取
・複数の尿サンプルでのヘロインの検出
・静脈内投与を行っている乱用者の注射痕の確認
・離脱症状の観察

最初のメサドン投与量はヘロイン使用歴から判断されるが,通常は安全量(成人で20 mg)から開始し,投与日にしばらく時間をおいてか,あるいは翌日に反応を評価した上で,徐々に必要量まで増量する.解毒が目的の場合は,離脱症状を抑制できる最少量が投与されるが,維持療法の場合は,高用量治療が良好な転帰に関係するため,投与量がかなり多くなることもある.

メサドンは,複数の投与日が許可されているピンクの処方箋を用いて病院から処方される.メサドンは通常1日ごとの投与で処方されるべきである.処方箋にはメサドンのタイプ,数字と単語の両方で明記された1日投与量と合計投与量,投与回数,投与の開始日が明記される必要である.たとえば以下の如くである,メサドン処方箋の記載例:「経口メサドン液 1 mg/ml 処方箋:1日40 mg (forty)を14日間.投薬は1日毎,土曜日は2日分投薬.1998年7月1日開始.合計投与量は560 mg (five hundred and sixty)」

メサドン処方を行う条件については,処方前に患者と医師の間で明確な合意がなされる必要がある.合意すべき事項は:処方の期間,医師が患者を診察する頻度,攻撃・脅し・実際の暴力を認めないこと,飲酒について,ヘロインとメサドン使用を区別する尿検査,不法な薬物使用が続い

ている証拠があるのに，それを容認して治療を続行するか否か，メサドン処方に加えて提案される他の治療法などについてである．治療開始段階で行っていた方がよいことは，メサドン維持療法で患者が達成できそうな治療目標を確認しあうことである．また将来治療を再評価する時期についても，話し合っておくようにする．

ベンゾジアゼピン

ベンゾジアゼピン離脱

ベンゾジアゼピン系薬剤には，さまざまな半減期を有する薬剤が含まれている．このことが離脱のパターンや重症度に影響する．たとえば，短時間作用型

- トリアゾラム
- temazepam

中間型

- オキサゼパム
- ニトラゼパム

長時間作用型

- ジアゼパム
- フルニトラゼパム

離脱症状の発症は急激な場合もある．トリアゾラムは一晩のうちに反跳性不眠と離脱を生じることが報告され，英国では使用できなくなった．非医療的な薬物乱用者 (street drug-using population) の実地臨床で出くわす，最もよく乱用されているベンゾジアゼピンは temazepam とジアゼパムである．これらを含む複数の薬剤の乱用がしばしばみられる．この場合離脱症状の発症は潜行性で，ジアゼパム最終使用数日後に起こる場合がある．離脱症状はGABA受容体複合体の順応的な活動（unopposed activity）によるものである．離脱症状は一般的な不安症状からなる．

- 振戦
- 頻脈
- 頻回呼吸

- 嘔気
- 腹部有痛性けいれん
- 骨格筋けいれん
- 下痢
- 精神的不安

それらに加えて,
- けいれん発作
- 知覚のゆがみ

　ベンゾジアゼピンの離脱症状は,オピエト離脱に比べ微妙で複雑なので,不安性障害などとの鑑別が難しい.また,ベンゾジアゼピン離脱には,けいれん発作のリスクのため,より大きな身体的危険がある.

　ジアゼパムを投与して安定化させ,徐々に投与量を減量していくことで離脱症状をコントロールできる.オピエトの場合と同様に,入院患者ではジアゼパム漸減期間はより短く,厳格に規定される(10～21日間).外来患者に対するジアゼパム投与の漸減は数週間かけて行われ,漸減速度の決定には患者も関与する(下記参照).

　けいれん発作の病歴のある患者では,カルバマゼピンなどの抗てんかん薬の追加投与が計画的な解毒プログラムの助けになる場合もある.

ベンゾジアゼピン－基本的な置換療法

　不法なジアゼパム,temazepam,その他のベンゾジアゼピンの置換には,通常ジアゼパムが選択される.その理由として,まず第一にジアゼパムが長い半減期を有することが挙げられる.多剤乱用者におけるジアゼパム置換療法の効果の確証については,ヘロイン乱用者に対するメサドン置換療法よりも議論の残るところである.たとえば多くの症例で,注射の習慣を変えさせることに関しては,ジアゼパム置換療法には明白な利点がない.また置換療法を行っている間,患者がジアゼパム内服を継続しているかどうかを明らかにすることが難しい.なぜなら尿検査が臨床経過や臨床所見を裏付ける有力な証拠とならないからであ

る．実際にジアゼパム置換療法を行うかどうかは，その地域の医療事情，薬物乱用者の集団特性（階層など），個々の患者の臨床評価などによって決定される．

ジアゼパムの開始用量に関しては，どれだけの量があれば離脱を防止できるかについて患者と相談して決める．その後の減量スケジュールについても処方開始前に患者と合意しておく．患者との合意は，強固な治療構造として機能するように最初からとり決めることもあれば，単に枠組みだけを決め，その内容は治療の進展に従って，その都度とり決めていく場合もある．ジアゼパム置換療法は多くの場合断薬を目標としている．少なくとも治療開始後数カ月以内での断薬に目標をおいている．しかし一定期間維持療法を行う場合もある．英国では，ジアゼパムは黄色の単回投与処方箋でのみ処方される．多くの症例では1日ごとの投与が望ましいが，これはかなり不便で継続が難しいこともある．メサドン処方の際と同様に，治療契約，治療の評価の基準，評価の頻度について，治療開始段階に明確にしておく．

アンフェタミン，コカイン，その他の精神刺激薬

アンフェタミン，コカイン，エクスタシーなどの精神刺激薬は，重篤な身体離脱症状を起こさないので，即時中断が可能である．精神依存を示す精神刺激薬乱用者の多くは，薬物中断時に不眠や抑うつ気分を経験する．デシプラミンなどの抗うつ薬が有効なこともあるが，彼らに対してこれらの症状についての説明と症状がやがて過ぎ去るという保証を行い，彼らがこの期間を安全に通り過ぎる場所が必要である．中には，急に自殺念慮が生じ，入院治療や注意深い観察が必要な患者もいる．

精神刺激薬の置換療法はめったに推奨されることはなく，その場合は専門治療施設に紹介すべきである．しかし，オピエト治療と同様に，精神刺激薬が注射される場合もあるので，ハーム・リダクションに関するアドバイスが適切な場合があることを銘記しておく（ハーム・リダク

ションの項を参照).

精神刺激薬誘発性錯乱および不安状態

コカイン，エクスタシー (MDMA)，アンフェタミンなどの精神刺激薬乱用者は，それらの急性作用による症状のために一般精神科医を受診することもありうる．多幸，不安が一般的な状態像であるが，過敏で攻撃的な行動に至る妄想や幻聴・幻視などの重篤な症状に進展することもある．病識は一般に保たれているが，一時的に障害されることもある．治療としては，落ち着かせ，薬物の影響がおさまるまで患者を安心させることが必要である．ジアゼパム (10〜20 mg) の経口投与が必要な場合があり，重篤な症例では抗精神病薬も使用される．症状が持続するときは薬剤誘発性精神病としての一般精神医学的治療が必要となる場合もある．

幻覚剤

LSD などの幻覚剤は，身体的離脱症状を起こさないので即時中断できる．置換療法は無意味である．しかし，幻覚剤の使用中あるいは使用後に重篤な精神的苦痛を経験する患者がいる．その場合，対症療法（不安を軽減させるベンゾジアゼピンの短期投与など）や症状が過ぎ去るまで安全な場所が必要となることもある．

ハーム・リダクション (Harm reduction)

これは，経静脈薬物乱用者に HIV 感染が発見された後に発展した薬物乱用者のマネジメントの方法である．血液を介したウイルス感染は，薬物乱用でしばしば起こる危害のひとつである．このアプローチは，薬物乱用に伴う危害を減少させることを，薬物乱用そのものの減少よりも優先させる立場に立っている．また断薬を理想的な転帰とするものから，達成可能な中間的な目標まで，治療目標には様々な段階があることを当然のこととする立場でもある．たとえば治療目標として，経静脈薬物乱用を減少させるこ

と，経口薬物への転換，あるいは注射針を共有する危険な注射から清潔な注射器具を使用する安全な注射への移行，などが設定されたりする．

薬物乱用者がサービスを求めて現われたときにはいつでも，基本的なハーム・リダクションのアドバイスを与えられるようにすべきであり，これには以下に示す教育が含まれる．

1. 安全な注射手技に関するアドバイス．これには，針を共有しない，また再使用しないこと，皮膚を清潔にすること，とくに鼠径，大腿など危険な注射部位に関する情報などである．
2. 清潔な注射器具の入手方法に関するアドバイス．これは地域によって異なるが，地方の薬物情報機関あるいは薬局の針交換計画（needle-exchange scheme）からえられる．
3. 安全な性行為に関するアドバイス．腟，肛門性交でどのようにウイルスが感染するか，口腔性交では感染頻度が少ないことなど．あるいは正しいコンドーム使用に関するアドバイス．
4. 注射器具を再使用するときの器具を清潔に保つアドバイス．通常，家庭用漂白剤（bleach）に，清潔な冷水を加えたリンス液で少なくとも3回すすぐ．
5. オピエト過量摂取に伴う危険性に関するアドバイス．これには服役などにより薬物摂取が減少し耐性を維持できなくなったときの問題を自覚しているかどうか，また純度の高い薬物を初めて使用する際の危険性などが含まれる．
6. 処方薬あるいは非処方薬の子どもへの危険性に関するアドバイス．子どものメサドン大量摂取がよくみられるが，服用量にかかわらず危険なため病院での治療が必要である．

薬物乱用者へのその他のハーム・リダクションとしての介入に以下の項目が含まれる．

・B型肝炎に対する免疫を持たない人を対象としたワク

チン投与.
- HIV および肝炎検査と,検査前後の適切なカウンセリング.
- 経口置換薬物の処方(基本的置換療法の項を参照).

10.13 摂食障害

神経性無食欲症 (Anorexia nervosa)

外来患者に対する精神療法やカウンセリングは,患者の体重減少が著明でなければ(体重減少が 25% 以内の場合)有効である.認知分析療法(cognitive analytical therapy)や修正力動療法(modified dynamic therapy)など専門家による精神療法は,支持的精神療法よりも有効である.長期間にわたり精神療法を継続しなければならない症例が多い.精神療法に定期的な身体的モニターを加えることが重要である.17 歳以下の患者の場合は,患者の家族が治療に参加することが有益である.親に対するカウンセリングも家族療法に劣らず有効であり,家族療法よりも受け入れられやすい.入院治療は,著明な体重減少を認める患者に必要である.摂食障害の治療に専門的技術を持つスタッフが,精神療法と栄養補給両方の援助を提供することができる.極端な状況にある場合は,精神保健法による強制入院の必要なこともある.

神経性大食症 (Bulimia nervosa)

英国王立精神科医会報告(The Royal College of Psychiatrist's Report)では,段階的な治療的アプローチを勧めている.自助マニュアル,自助グループ,セルフケア・ガイドなどの穏やかな介入は,初期の段階で役立つ.認知行動療法や対人関係療法などのかなりの期間を要する介入には,専門家の技術を必要とする.また,多衝動性,境界性といったパーソナリティの問題のある患者や糖尿病などの身体疾患を有する患者には,長期間の精神療法や入院治

療が必要となる．

治療は，摂食行動だけでなく，無食欲・過食患者の心理的側面にも向けられねばならない．食事療法（re-feeding）だけでは，短期的な体重の復元に成功しても，長期的な経過には無効なことが多い．

摂食障害の初診時評価で推奨される検査

- 全血球数（血球減少が起こりやすい順序は，白血球＞赤血球＞血小板）
- 尿素と電解質（低カリウム，低マグネシウム，低カルシウム，低リン，高重炭酸）
- 肝機能検査（重度の飢餓状態では全ての酵素が上昇）と血清蛋白質（減少はまれだが，もしあれば予後不良の徴候）
- 心電図（QT 延長，U 波）
- 骨密度（骨粗鬆症）

10.14 身体化

初期治療の実際（immediate management）

治療にはいくつかの要素がある：（1）まず対話の中に患者を引き込む；（2）これ以上の医者への受診や検査などを減らす；（3）可能なら根底にある心理的な障害を治療する．患者が治療者に理解されていると感じることが不可欠である．そのため，全病歴とそれらの影響について傾聴する．虚血性心疾患を診断する目的で，医師が患者の話を聴くのではなく，患者の苦境や苦痛を医師が理解してくれたと患者に感じてもらえるようように病歴を聴取する．患者を定期的に診察するが，症状に応じて診察するのではない．「調子が悪いときに来なさい」ではなく，「とにかく毎月来なさい」と患者に告げる．面接では，たとえその症状や症状からの影響に対して医師として何もできなくても，話を聴くべきであろう．面接を2つに分けるのが有効

な場合がある．最初の15分間は症状や健康について話し合う．そして「さて，何か違うことについて時間を使いましょう」といって，患者に他の話題について話す道筋を用意する．

　以下のような認知行動療法の原則に則った，特殊な方法が有効なことが示されている．これらは以下のような認知作業の組み合わせを含んでいる．つまり患者の症状に関する説明に注目し，これに代わる別の説明を生み出す，あるいは睡眠・気分・疾病恐怖・症状の相互関係に注目するなどである．症状と不適応行動パターン（たとえば，眠ろうと思ってすぐにベッドに行こうとすることなど）との関連を減弱させる目的で行動マネジメントプログラムが引き続いて行われることもある．患者の訴える症状について，治療者から患者に理にかなった説明をすることは有益である．それは，(a) 患者がなぜ症状を体験するのか理解し，(b) 治療者が患者の訴える症状を気のせいだと思っているなどと患者が感じてしまわないようにするためである．頭痛あるいは胸痛時の筋緊張の役割，動悸時の不安，睡眠不足と日中の倦怠感，筋痛時の活動低下，胸痛時の過呼吸などの関連性を説明すると役立つことがある．

　症状のチェック・リストが有効な場合もある．症状の進展を調べるのに役立つし，また，特に抗うつ薬投与などの治療を計画するとき，患者のいう副作用のどれが本当に新しく出現したものかを調べるのにも役立つ．基本的な原則は，患者が病気や回復に責任を持てるようにすること（つまり医者，薬，外科的処置などに頼らない），そして，何よりも病気になったことに対して罪の意識を持ったり，他のせいにしないことである．しかし，これは，実際には思ったより難しい仕事である．

してはならないこと

　患者が特別な病気（カンジダ，慢性疲労症候群，慢性アレルギー）に罹患していると信じこみ，たとえその医学的根拠がなくともそれ以上詰問しない．決して対決姿勢はと

らず,「あなたは, その病気ではない」などとはいわない.そのかわり, 患者のいうラベル（病名）を受けとめた上で話題を変え,「あなたがその症状や苦痛とともに生きていく上で私たちにはどんな援助ができるかな」, あるいは「痛みや障害を減らすのにどんな援助ができそうかな」などとたずねてみる. 決して患者の考えを身体疾患モデルから心理的障害モデルへ変えようとしないことである. これは不適切な試みであり, またほとんど不可能なことでもある. 全病歴を聴取し, 甲状腺機能検査や血沈など基本的な検査が施行されていることを確認する. その上でさらに別の障害を示唆する新しい徴候がない限り専門医に紹介したり, さらなる検査は行わない.

薬物治療

薬物治療が役立つことはあまりないが, 抗うつ薬が有効な場合がある. 従来の精神医学教育では言われていなかったが, 少量の三環系抗うつ薬が痛みや睡眠障害などに有効ないくつかの証拠がある. 多くの患者は抗うつ薬の服用をいやがるが, このような説明をすれば受け入れることもある.

治療に対する反応

身体化を有する患者の多くはプライマリ・ケアの場で見られ, 一般には治療関係を築くことは容易で, シンプルな治療によく反応する. 認知行動療法は非定型的な胸痛, 下背部痛, 慢性疲労などの患者に有効である. しかし, 長期の病歴を有し, 身体化障害の基準を満たす患者の予後はよくない. "障害の限局化"（damage limitation）, 長期のサポート, 励ましなどが必要となる.

10.15 性障害

性機能不全の治療

可能なら男女ペアで治療を受けることが最良の方法で，治療には性行為について家庭で行う宿題練習と夫婦関係に関する治療の両方が含まれる．パートナーがいないか，もしくはパートナーが治療に参加できない場合は，患者単独でも治療は可能だが，治療法を修正しなければならず，予後は不確定なものとなる．

行動的アプローチ

マスターズとジョンソンにより開発された感覚焦点法 (sensate focus technique) は，ほとんどの性治療の家庭で行う宿題練習の基本として広く用いられている．この技法は性に関するコミュニケーションの改善と性行為に関する不安を軽減するため，性交を禁止し，その代わりに長時間の前戯を行う．夫婦は，次の段階で性器接触へと進み，お互いの特定の機能不全に対しての特定の技法を習得する．早漏 (premature ejaculaton) に対しては，セマンズが開発したストップ・スタート法を用いる．この技法はペニスを刺激し，射精直前で刺激を止める．遅漏 (delayed ejaculation) に対しては，バイブレーターなどを用いたペニスへの「過度の刺激」が推奨されている．この技法は通常，射精が全く不可能な場合よりも自慰では射精可能な場合に有効である．勃起不全 (erectile dysfunction) には，感覚焦点法から女性上位での性器挿入にいたる段階的な進展が推奨され，必要に応じて身体的，薬物的アプローチを用いる（以下参照）．オルガスム障害 (anorgasmia) に対しては，パートナーが協力して女性のクリトリスを刺激する．刺激にはバイブレーターを使用することもある．膣けいれん (vaginismus) に対しては，指で膣口を拡張したり，段階的な装置の付いた拡張器を用いることが推奨される．この後用心深く段階的に性交へと進む．性交疼痛

症 (dyspareunia) では，治療は原因しだいで，婦人科治療が必要なこともある．身体的な原因がない場合は，感覚焦点法，リラクゼーション，性交時の体位の工夫，夫婦関係療法などが有効な場合がある．性欲障害 (disorder of sexual desire) では，障害に関与する因子によってアプローチはさまざまである．これには夫婦関係療法，個人精神療法，心的外傷後のカウンセリング，抗うつ薬を用いた薬物療法，ホルモン補充療法，ライフ・スタイルを変えるアドバイス，その他の方法が含まれる．

精神療法的アプローチ

精神力動療法は，機能不全を持つ個人を対象に，とくに治療の進展がはばまれ停滞している場合に用いられる．短期精神力動療法は性治療の過程で用いられるが，長期の精神力動療法は性機能不全以外に精神療法の適応がある場合に追加されることがある．

認知療法は，治療を要する抑うつや不安がある場合に用いられる．外傷後ストレス状態 (Posttraumatic state, PTS, たとえばレイプや性的虐待の後に生じた場合) では，PTS に対する特別なカウンセリングが提供される．

夫婦関係療法：これはほとんどの症例に適応となり，とくに夫婦間に憤懣や緊張がある場合に用いられる．夫婦関係療法は夫婦の一方が性行為に対して，より熱心である場合に大変有益である（性欲障害）．

器具による，あるいは薬物による治療

主に勃起不全に用いられる．ペニス・リングやバキュームポンプは勃起を助け，多くの夫婦に無理なく受け入れられる．Sildenafil（バイアグラ）は勃起不全の経口薬として導入された．通常専門家のもとで，基盤にある原因についての徹底した評価が必要である．一般に，心理的というよりもむしろ機能的な勃起不全に用いられる．亜硝酸塩を使用している患者に対しては処方してはならない．ヨヒンビンの経口投与は，性的欲求を増加させるとともに勃起の

質も改善する効果があるものの，薬物安全委員会で十分に安全とは認められていない．プロスタグランジンやパパベリンの海綿体洞内注射により確実に勃起が生じるものの，性行為を遂行する手段としてそれらを受け入れることが難しいカップルもいる．海綿体洞内の血流が不十分であれば（動脈造影による），動脈からの血液流入が増加するような手術が試みられることもある．

早漏に対しては，SSRIやクロミプラミンの副作用を利用することにより，射精を遅らせることが可能である．しかしその効果は予測できず，しばしばかなり小さいものでしかない．バイブレーターは女性のオルガスム障害や男性の遅漏に用いられるが，効果は症例によってさまざまである．閉経後の女性に対するホルモン補充療法は，性交時の疼痛および出血の原因となりやすい萎縮性腟炎に効果がある．男性に対するホルモン補充療法は広く受け入れられてはおらず，適応はアンドロゲン欠乏を示す症例に限られる．

性的逸脱と性不耐症（sexual deviations and gender dysphoria）

性的逸脱が有害な影響を及ぼすときは，精神科医より先に警察や裁判所が関わるのが普通である．しかし，性的逸脱を有する患者の中には先に精神科医を受診する人もいるので，情報を開示するかどうかについて倫理上のジレンマが生じることがある．一般的なルールとしては性的逸脱に関連して犯罪が起こったとき，特に子どもが巻き込まれている場合には，医師は通常の守秘義務を破り，患者が医師に話した情報をソーシャルサービス組織や警察に通報する義務がある．

患者が自分自身で性的逸脱のため来院した場合，あるいは性的逸脱行動を減らすという明確な目的を持って受診した場合には，どんな逸脱であれ治療は比較的容易で，奏功しやすい．これに対して裁判所の命令で受診させられた場

合，あるいは家族や相談相手が患者に圧力をかけて受診に至った場合には治療がうまくいく可能性は低い．

性的逸脱の治療には，専門家のいる治療施設において行動療法，認知療法，精神力動療法，カップルおよび家族療法，薬物療法が用いられる．患者が自分自身の性衝動のすべてがなくなることを望んだ場合には，抗性欲剤 (antilibidinal medication) の使用が考慮される．cyproterone acetate がもっとも満足のいく効果をもたらすが，ethinyloestradiol や medroxyprogesterone が代わりに使用されることもある．とくに若い患者の場合には倫理上の問題が生じることがある．

性転換症（Transsexualism）

性転換の処置を急ぎすぎないことが重要である．患者が性転換手術を受ける前に，ホルモン療法を受けながら 2 年間反対の性を有する者として生活することがすすめられる．その後手術の適応のある患者のみを対象として，ホルモン療法とともに性転換手術を施行する．しかし，手術後かなりの期間カウンセリングを続ける必要があり，新たな性に適応できるかどうかは患者によってさまざまである．

10.16 学習困難 (learning difficulties)

学習障害 (learning disability) は疾患 (disease) ではない．従って医学的治療には反応しない．基礎となる精神障害がもしあれば，それに対して適切な治療を行う．

1. 薬物によって，行動（学習）障害 (disturbances) をコントロールすることは難しい．かえって状態を悪くすることもある．
2. 必ず身体面の検査を行う．疼痛が明らかなときには内科的，外科的なアドバイスを求める．身体疾患を疑う徴候があれば，診断に向けての一般的なスクリーニングを行う．
3. 基礎となる精神障害があれば，それに対して適切な治

療を行う．暴力的な不穏状態に陥った患者のコントロールには，鎮静が必要となる．てんかんを合併することが多いので注意を要する．ロラゼパムがおそらくもっとも安全な鎮静薬である（2 mg 経口，静注または筋注）．
4. 精神病症状が認められない場合は，定期的な抗精神病薬療法は開始しない．抗精神病薬による治療は，専門医が他のすべての方法を勘案した後に，専門医によって開始されるべきである．

学習障害においては，特異的な症候群としてのスクリーニングは一般に無意味である．専門施設に紹介し，専門家が検査するのがよい．病院での長期間の入院治療は行わない．

第11章
精神保健福祉法に基づく診療と職務内容

11.1	入院形態の概要と運用上必要な手続き *251*
11.2	入院中の行動制限と処遇 *254*
11.3	精神保健指定医 *255*
11.4	精神医療審査会 *256*

精神保健福祉法（精神保健及び精神障害者福祉に関する法律）は，精神障害者の入院手続きや入院患者の処遇などの規定とともに，精神障害者の社会復帰の促進などを定めている．ここでは日常の精神科診療にかかわる精神保健福祉法の重要な項目についての要点を解説する．

11.1 入院形態の概要と運用上必要な手続き

主な入院形態は任意入院，医療保護入院（保護者同意），措置入院である．これらの主な入院形態について保護者同意などの規定を満たすことができなかったり，応急時の対応として，扶養義務者や市町村長同意による医療保護入院，あるいは応急入院，緊急措置入院などの入院形態が設けられている．以下にそれぞれの入院形態の概要と運用上必要な手続きを概説する．

任意入院（法22条の3）

・本人の同意に基づく入院である．

- 本人の任意入院への同意が得られた場合,「任意入院に際してのお知らせ」(告知文)を説明し,「任意入院同意書」に本人が署名する.
- 閉鎖病棟に入院する場合は,日中の単独外出が可能か,あるいは本人の意志による病棟選択でない限り,「開放処遇の制限を行うに当たってのお知らせ」(告知文)を説明する.開放処遇の制限後は,おおむね72時間以内に指定医の診察を要する.
- 退院の申し出があった場合においても指定医の診察の結果,入院継続の必要があると認められるときには72時間を限り退院制限を行うことができる.この際,「入院継続に際してのお知らせ」(告知文)の説明,診療録への記載を行う.入院継続を要するケースは,通常は医療保護入院に切り替えることになる.

医療保護入院(法33条)

- 保護者の同意と指定医の診察を要件として,本人の同意が得られなくても精神科病床に入院させることができる強制入院の一種である.保護者の同意による1項入院と扶養義務者の同意による2項入院がある.
- 医療保護入院1項入院
同意しうる保護者がいる場合は医療保護入院1項入院となる.指定医から本人に「医療保護入院に際してのお知らせ」(告知文)を説明して手渡し,保護者から「医療保護入院同意書」を得る.入院時に告知を行うことにより症状の悪化が予見される場合などは4週間に限り告知を延期できる.「医療保護入院の入院届」を作成し,その旨を診療録に記載する.
- 未成年者は父母両者の同意を必要とする.内縁関係の配偶者は保護者として認められない.
- 医療保護入院2項入院
保護者がいてもすぐに同意が得られない場合,あるいは保護者がおらず,保護者となりうる扶養義務者から同意が得られる場合は医療保護入院2項入院となる.2項入

院の場合の入院期間は4週間に限られている．指定医は「医療保護入院者（法33条2項の入院届）を作成し，診療録に記載する．家庭裁判所提出用の「保護者選任申立書」の診断欄に診断などを記載して扶養義務者に渡す．保護者が選任されれば医療保護入院1項入院へ変更する．

・保護者がいないとき，または保護者がその義務を行うことができない場合，その精神障害者の居住地を管轄する市町村長が保護者となる．
・医療保護入院が1年以上にわたる場合，1年ごとに指定医の診察によりその旨を診療録に記載し，「医療保護入院者の定期病状報告書」を作成する．
・退院時には「医療保護入院者の退院届」を作成する．入院形態を任意入院に変更する場合には退院届とともに任意入院の手続きを行う．

応急入院（法33条の4）

・医療保護入院と同程度の病状があるが，「急を要し，保護者の同意を得ることができない場合」に指定医の診察により，「72時間に限り」応急入院指定病院に入院させることができる．

措置入院（法29条）

・入院させなければ自傷他害のおそれがある場合の入院形態である．都道府県知事による行政処分であり，強制入院である．
・都道府県知事の指定する指定医が診察し，2人の指定医がともに自傷他害のおそれがありと判断した場合に，国もしくは都道府県の設置する病院または指定病院に措置入院させることができる．
・診察する2人の指定医は，原則として入院させる病院の勤務医でないものでなければならない．
・診察した指定医が「措置入院に関する診断書」を作成する．

- 措置入院が6カ月を越える場合，6カ月ごとに指定医の診察により，措置入院の必要な旨を診療録に記載し，「措置入院者の定期病状報告書」を作成する．
- 仮退院（法40条）により6カ月を越えない期間において一時退院させて経過をみることができる．
- 自傷他害のおそれがなくなったときには，指定医の診察により「措置入院者の症状消退届」（法29条の5）を作成し，その旨を診療録に記載する．

緊急措置入院（法29条の2）

- 急を要し，通常の措置入院の手続きを採ることができない場合，指定医1名の診察で72時間に限り，国もしくは都道府県の設置する病院または指定病院に措置入院させることができる．

11.2 入院中の行動制限と処遇（法36条，法37条）

- 入院形態を問わず，精神病院の管理者は，「その医療又は保護に欠くことのできない限度において，その行動について必要な制限を行うことができる」．
- 行動制限の内容などを診療録に記載し，当該患者およびその保護者や家族などに対しても行動制限の内容，目的，理由などをできる限り詳細に告知し，説明するなどにより十分な理解を得るように努める．
- どのような場合でも行うことのできない行動制限は以下の通りである．
  (ア) 通信の制限
  (イ) 人権擁護に関する行政機関の職員ならびに患者の代理人である弁護士との面会・電話の制限
- 指定医が診察し必要と認めなければ行うことができない行動制限は次の通りである．
  ① 12時間を超える隔離
  ② 身体的拘束
  この際「隔離を行うに当たってのお知らせ」（告知文）

の説明，および行動制限の内容，症状，開始・解除したときの年月日・時刻，指定医の名前の診療録への記載が必要である．隔離中は毎日少なくとも1回は医師による診察を行う．

11.3 精神保健指定医

- 一定の精神科実務経験を有し，法律等に関する研修を終了した医師のうちから，患者本人の意思によらない入院や行動制限の判定を行う者として厚生労働大臣が指定する法的資格制度であり，指定に必要な要件は次の通りである．
    ①医師としての臨床経験が5年以上
    ②精神科での臨床経験が3年以上
    ③定められた精神障害の臨床経験（ケースレポートの提出）
    ④定められた研修過程の終了

一般的な職務

- 任意入院者の退院制限時の診察（法22条の4）
- 措置入院者の措置症状消失の判定（法29条の5）
- 医療保護入院の判定（法33条）
- 応急入院時の判定（法34条）
- 入院者の行動制限の判定（法36条，法37条）
- 措置入院者の定期病状報告にかかわる診察（法38条の2）
- 医療保護入院者の定期病状報告にかかわる診察（法38条の2）
- 措置入院者の仮退院の判定（法40条）

公務員としての職務

- 措置入院，緊急措置入院時の判定（法29条）
- 措置入院移送時の行動制限の判定（法29条の2）
- 医療保護入院移送時の行動制限の判定（法34条の4）

- 措置入院の解除の判定（法29条の4）
- 医療保護入院のための移送の判定（法34条）
- 精神医療審査会による診察と審問（法38条の3）
- 退院請求時の審問（法38条の5）
- 精神病院に対する立入検査，質問および診察（法38条の6）
- 任意入院者のうちの退院制限者，医療保護入院者，応急入院者の退院命令の判定（法38条の7）
- 精神障害者保健福祉手帳返還命令時の診察（法45条の2）

11.4 精神医療審査会

- 精神医療審査会（以下，審査会）は，強制入院した者の医療が適正に進められているか否かを審査する機構である．
- 審査会は都道府県知事（指定都市の市長）の下に置かれる独立した第三者機関であり，審査会の事務は精神保健福祉センターで行われる．
- 審査会の業務は次の通りである．
  ①書類審査
    医療保護入院届（1項入院），措置入院者の定期病状報告書および医療保護入院者の定期病状報告書の審査
  ②退院および処遇改善請求の審査
    入院患者またはその保護者などから退院請求または処遇改善請求があった場合
      その是非の判断．この場合審査会委員による面接調査が行われる．
- 指定医，法律家，有識者から指定された委員からなる審査会は，合議による審査を行い，決定は多数決による．

参考文献
1) 井上新平：精神医療と社会．標準精神医学第2版，pp 157-184．医学書院，2001

2) 金子晃一他編著：精神保健福祉法（2002年施行）その理念と実務．星和書店，2002
3) 精神保健福祉研究会監修：改訂第2版精神保健福祉法詳解．中央法規出版，2002

訳者あとがき

　本書は，通称"The Orange Book"（明るいオレンジ色の表紙なのでその名がある）と呼ばれている"The Maudsley Handbook of Practical Psychiatry, Forth Edition"の邦訳である．本書は，前版（第3版）以降，それまで教官側から一方的に伝えられていた手引き書に代わって，新たに研修医の目線に立って研修医と指導医の合作によって作られた極めて具体的，実践的な手引き書である．

　ところで編者の1人Sir David Goldberg先生と訳者の親交は，先生がマンチェスター大学精神科教授に就任された1980年代初頭にさかのぼる．その後先生は，世界有数の精神医学研修・研究施設であるInstitute of Psychiatry (London)の精神医学教授に迎えられた．特に先生は，コミュニティあるいはプライマリィ・ケア・レベルにおける精神医学・医療の問題に関心を寄せ仕事を続けてこられ，1998年高松市で第18回日本社会精神医学会を主催したときにも「プライマリィ・ケアとコミュニティにおける精神医療」と題した御講演を頂いた．また先生は，長年にわたってWHOなどの活動を通じて諸外国のプライマリィ・ケア・レベルにおける精神医療の向上に貢献され，1999年ハンブルグでの第11回世界精神医学会でJean Delay賞を受けられた．その会議の帰途ロンドンに立ち寄り，先生をお訪ねした時手渡されたのが前書（第3版）であった．機中拾い読みしながら，徹底した具体的な記述に，ある種の感動を覚えた．大げさに言えば，経験主義的，実用主義的な英国の伝統が息づいているようにも感じられた．高松に帰りさっそく教室の皆さんに本書を紹介したところ，研修医，大学院生を含め全員で分担し，輪読していこうということになった．またせっかく翻訳するなら我が国

の精神科研修医に広くその内容を知っていただければ益するところが大きいのではということになり，新興医学出版社に打診したところ，快く邦訳出版をお引き受け頂きOxford Medical Publications 社との契約の労をとって下さった．

しかし，現実に各分担者の訳出作業が進むにつれ，何分にも翻訳者としては素人集団であり，輪読会で翻訳された文章と，読者に正確かつスムーズに読んで頂ける文章の間には，ことのほか落差のあることを思い知らされることとなった．そのためすべての訳語について私自身が再度原著と照らし合わせながらの作業を重ねることが必要となり，また，日常業務の間を縫っての訳出作業であったため当初の予定期日を1年以上越える歳月が過ぎてしまった．そして，Goldberg 先生からも薄々新版への改訂を進めていることを聞いてはいたが，折りも折りちょうど第3版邦訳のゲラ刷りが出来上がった時に，第4版が出版された．さっそく内容に眼を通してみると，前版よりコンパクトで分かりやすい記述となり，しかも3分の1以上，細かい字句の訂正を含めると半分近くが改訂されていた．その間辛抱強くご支援頂いていた新興医学出版社の服部治夫氏にこうした事情をお話しし，できれば新版の邦訳を出版したい旨申しあげたところ，快く受け入れて下さり，第4版の版権を取得していただいた．服部氏にはこの場をかりて心より感謝の意を表したい．

なお本書の第11章，知っておくべき事柄（英国のMental Health Act 1983 その他），および巻末の英国で使用されている向精神薬は，我が国の実状にそぐわないため，Goldberg 先生，Oxford Medical Publications 社の許可を得て，日本の精神保健福祉法（抜粋），および我が国で現在使用されている向精神薬に置き換えることとした．また日本語としての訳出に迷った専門用語は，初出の際に原語を付すこととし，Formulation は精神医学の臨床にとって大変重要な概念を含んだ用語であるが，適切な邦訳を見出すことができず，そのままフォーミュレイショ

ンとした．また我国ですでに発売されている薬剤はカタカナ表示とし，未発売の薬剤はそのまま英語表示とした．General practitioner は，一般医より家庭医とした方が文脈の通りが良さそうなので，そのように訳出した．そのほか，我国の研修医には分かり難かったり，なじみの薄い用語には当該頁の下段に訳者注を付記した．

なお，本書は第3版の訳出に当たった私ども精神神経医学教室の同門諸氏との共同作業によるものであり，以下に諸氏の名前を掲げ，その労をねぎらいたい．

　　　安藤延男，伊達健司，土井朋子，早原敏之，
　　　半澤明石，平尾　徹，井上　仁，亀山有香，
　　　川西聖子，髙坂知岳，熊　宏美，三谷理恵，
　　　三宅華代，宮武良輔，森本　清，中村和彦，
　　　中野太郎，二宮貴至，佐藤文昭，渡辺岳海．

また中村光夫講師には，病棟医長として多忙な診療のかたわら，完訳に至る地味で細やかな道程を共にして頂き，感謝の気持ちでいっぱいである．

本書が，一人でも多くの精神科研修医の目に留まり，日常臨床に役立つ具体的な指針やヒントを得て頂ければ，訳者の一人としてこの上ない喜びである．

平成17年3月

洲脇　寛
香川大学医学部精神神経科

付表1
AUDIT 質問表*
（飲酒問題のスクリーニング）

患者の解答に最も近い数字を○で囲みなさい．

1．あなたはアルコール含有飲料をどのくらいの頻度で飲みますか？
  （0）飲まない　（1）1ヵ月に1度以下
  （2）1ヵ月に2～4度　（3）1週に2～3度
  （4）1週に4度以上

2．飲酒するときにはどのくらいの量飲みますか？
ただし，日本酒1合＝2単位，ビール大瓶1本＝2.5単位，ウイスキー水割りダブル1杯＝2単位，焼酎お湯割り1杯＝1単位，ワイングラス1杯＝1.5単位，梅酒小コップ1杯＝1単位（1単位＝純アルコール9-12 g）
  （0）1～2単位　（1）3～4単位　（2）5～6単位
  （3）7～8単位　（4）10単位以上

3．1度に6単位以上飲酒することがどのくらいの頻度でありますか？
  （0）ない　（1）1ヵ月に1度未満
  （2）1ヵ月に1度　（3）1週に1度
  （4）毎日あるいはほとんど毎日

4．過去1年間に，飲み始めると止められなかったことが，どのくらいの頻度でありましたか？
  （0）ない　（1）1ヵ月に1度未満
  （2）1ヵ月に1度　（3）1週に1度

*訳者注：廣　尚典，島　悟：問題飲酒指標 AUDIT 日本語版の有用性に関する検討．Jpn J Alcohol & Drug Dependence 31：437-450（1996）

(4) 毎日あるいはほとんど毎日

5．過去1年間に，普通だと行えることを飲酒していたためにできなかったことが，どのくらいの頻度でありましたか？
 (0) ない　(1) 1ヵ月に1度未満
 (2) 1ヵ月に1度　(3) 1週に1度
 (4) 毎日あるいはほとんど毎日

6．過去1年間に，深酒の後体調を整えるために，朝迎え酒をしないといけなかったことが，どのくらいの頻度でありましたか？
 (0) ない　(1) 1ヵ月に1度未満
 (2) 1ヵ月に1度　(3) 1週に1度
 (4) 毎日あるいはほとんど毎日

7．過去1年間に，飲酒後罪悪感や自責の念にかられたことが，どのくらいの頻度でありましたか？
 (0) ない　(1) 1ヵ月に1度未満
 (2) 1ヵ月に1度　(3) 1週に1度
 (4) 毎日あるいはほとんど毎日

8．過去1年間に，飲酒のため前夜の出来事を思い出せなかったことが，どのくらいの頻度でありましたか？
 (0) ない　(1) 1ヵ月に1度未満
 (2) 1ヵ月に1度　(3) 1週に1度
 (4) 毎日あるいはほとんど毎日

9．あなたの飲酒のために，あなた自身か他の誰かが怪我をしたことがありますか？
 (0) ない　(1) あるが，過去1年にはなし
 (4) 過去1年間にあり

10．肉親や親戚，友人，医師，あるいは他の健康管理にた

ずさわる人が，あなたの飲酒について心配したり，飲酒を減らすようにすすめたりしたことがありますか？
(0) ない　(1) あるが，過去1年にはなし
(4) 過去1年間にあり

判定基準：原版では，括弧内の数字の合計点が8〜10点以上を陽性とすることが提唱されているが，日本語版の場合特に人間ドックやそれと類似の使用場面では，目的に応じて10〜14点以上を問題飲酒者の疑いがあるとするのが妥当と考えられる．

付表2
ミニ・メンタルステート検査
(Mini-Mental State Examination, MMSE) Folsteinら (1975) J Psychiatr Res, 12, 189.*

	回答	点数
見当識 (Orientation)		
1．時：今年は何年ですか	…年	1
今の季節は何ですか	…	1
今日は何曜日ですか	…曜日	1
今日は何月何日ですか	…月	1
	…日	1
2．場所：ここは何県ですか	…県	1
ここは何市（町）ですか	…市(町)	1
ここは何病院ですか	…病院	1
ここは何階ですか	…階	1
ここは何地方ですか（例：関東地方）	…地方	1

記銘力 (Registration)

3．検者は，3つの物品名（たとえばボール，旗，木など相互に無関係なもの）を1秒間に1つずついう．そして被検者に復唱するよう指示する．正答につきそれぞれ1点を与える．3個すべて言えるまで繰り返す（6回まで）．何回繰り返したかを記せ _____回　　回… 3

---

*訳者注：ここでは，北村俊則氏による我が国の改訂版に従い，質問内容を充実したものを掲げておく．北村俊則：Mini-mental stateの使用の手引き．厚生省神経疾患研究委託費ワーキンググループ研究報告書．「痴呆評価法の使用の手引き」, 18-21, 1986.

注意および集中 (Attention and Concentration)

4．100 から順に 7 を引き算するよう指示する（5 回まで繰り返す：93-86-79-72-65），あるいは「フジノヤマ」を逆唱するよう指示する． … 5

想起 (Recall)

5．質問 3 の 3 個の物品名を再度復唱するよう指示する．正解それぞれにつき 1 点を与える … 3

言語 (Language)

6．(時計を見せながら)「これは何ですか」とたずねる．
　　(鉛筆を見せながら)「これは何ですか」とたずねる． … 2

7．次の文を読み上げ，復唱するように指示する．
　　「みんなで，力を合わせて綱を引きます」 … 1

8．次の文を見せ，その指示に従うようにいう
　　「目を閉じてください」 … 1

9．次の 3 段階の指示通り行ってみてください．
　　「右手に紙を持ってください」
　　「それを半分に折り，たたんでください」
　　「机の上に置いてください」 … 3

10.「なにか文章を書いてください」と指示する．文には主語と目的語などが含まれ，意味が明瞭でなければならない．誤字はあってもかまわない． … 1

11．次の図形を書くよう指示する．2つの5角形が交わる図が描け，交差した部分が四角形なら正解とする … 1

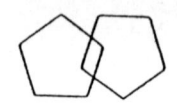

得点合計　　　/30　　_____

注意：23点以下であれば痴呆の疑いあり．MMSEの得点は年齢，教育歴，社会経済状況により影響を受ける．15歳以前に学校教育を終えた70歳以上の高齢者の場合は，カットポイントを3点下げる．

付表3
SAD PERSONS スケールと救急評価スケール

付表3.1 SAD PERSONS スケール

S	Sex：性別は男性	
A	Age：年齢は45歳以上あるいは19歳以下	
D	Depression：抑うつ症状がある	
P	Previous attempts：以前に自傷の既往がある	
E	Ethanol abuse：アルコール依存がある	
R	Rational thinking loss：合理的な思考ができない（特に精神病状態）	
S	Social support is lacking：社会的支援がえられない	
O	Organized plan：周到な計画	
N	No spouse：配偶者がいない	
S	Sickness：疾病（身体疾患，特に疼痛を伴うもの）がある	

・それぞれの項目であてはまる場合は1点．以下の評価を柔軟に用いると有用である．

0-2点：リスクは低い．退院後，外来でフォローアップする．
3-4点：中等度のリスクあり．外来で注意深く観察する．入院治療を考慮する．
5-6点：高いリスクあり．周囲からの支援が得られるかどうか不明な場合，入院治療が勧められる．
7-10点：自殺のリスクが極めて高い．入院治療が必要．

Patterson ら（1983）

付表 3.2　救急評価スケール (Risk-Rescue Rating Scale)

リスク要因	救助要因

・方法
1. 経口摂取，切傷，刺傷
2. 溺（おぼれる），窒息，絞扼
3. 転落，発砲

・場所
3. 普通の（便利な）ところ
2. 中間帯（便利でも不便でもない）
1. へんぴ（不便）なところ

・意識障害
1. なし
2. 意識不鮮明，半昏睡
3. 昏睡，深昏睡

・救助を最初に始めた人[a]
3. キーパーソン
2. 専門職
1. 通行人

・損傷・毒性
1. 軽度
2. 中等度
3. 重度

・救助者による発見の可能性
3. 高い可能性，ほぼ確実であったもの
2. 確実性がないままの発見
1. 偶然の発見

・回復可能性
1. 良好，完全な回復が期待できる．
2. 中等度，時間がかかるが，回復が期待できる．
3. 不良，回復しても後遺症が残る．

・救助へのアクセス
3. 救助を求める．
2. 手がかりを残す．
1. 救助を求めない．

・必要とされる治療
1. 初期救助．救急ケア
2. 入院による通常の医療
3. 集中治療，専門医療

・発見までの時間[b]
3. 早急に，1時間程度
2. 4時間以内
1. 4時間以上

総リスク得点＝　　　　総救助得点＝

リスク得点
5＝高リスク（リスク得点＝13～15点）
4＝高～中等度リスク（リスク得点＝11～12点）
3＝中等度リスク（リスク得点＝9～10点）
2＝中東度～低リスク（リスク得点＝7～8点）
1＝低リスク（リスク得点＝5～6点）

救助得点
1＝最も低い救助可能性（救助得点＝5～7点）
2＝低～中等度の救助可能性（救助得点＝8～9点）
3＝中等度の救助可能性（救助得点＝10～11点）
4＝中等度～高い救助可能性（救助得点＝12～13点）
5＝最も高い救助可能性（救助得点＝14～15点）

a．自己救助（self-rescue）は，自動的に救助得点5点が与えられる．
b．発見から治療までに過度の遅れがある場合は，総得点から1点を減じる．

・この評価スケールは，パラスイサイドや故意の自傷における"致死率"の評価にも役立つ．それはこれらの行動に伴うリスクと救助の可能性の比率を評価することによって得られる．
・リスク・救助得点＝A×100/A＋B（A＝リスク得点，B＝救助得点）
・リスク・救助得点の最低点は，17点で，それは致死率の低い自傷行為を示しており，最高点は83点で致死率の高い自傷行為である．

Weissman and Worden (1972) より引用

付表 4
抗精神病薬一覧

分類	一般名	商品名	1日投与量(mg)	等価用量
I 定型抗精神病薬				
フェノチアジン系	クロルプロマジン	コントミン, ウインタミン	50〜450	100
	レボメプロマジン	ヒルナミン, レボトミン	25〜200	100
	チオリダジン	メレリル	30〜400	100
	プロペリシアジン	ニューレプチル	10〜60	20
	プロクロルペラジン	アパミン ノバミン	15〜45	15
	トリフロペラジン	トリフロペラジン	5〜30	5
	ペルフェナジン	トリオミン, ピーゼットシー	6〜48	10
	フルフェナジン	フルメジン	1〜10	2
ブチロフェノン系	ハロペリドール	セレネース, リントン	0.75〜6* *維持容量	2

	ピパンペロン	プロピタン	50〜600	200
	スアペロン	スピロペタン	0.45〜4.5	1
	モペロン	ルペトレン	10〜30	12.5
	チミペロン	トロペロン	0.5〜12	1.3
	プロムペリドール	インプロメン	3〜36	2
	ピモジド	オーラップ	1〜9	4
ベンザミド系	スルピリド	ドグマチール, アビリット	150〜1200	200
	スルトプリド	バルネチール	300〜1800	200
	チアプリド	グラマリール	75〜150	
	ネモナプリド	エミレース	9〜60	4.5
チエピン系	ゾテピン	ロドピン	75〜450	66
イミノジベンジル系	カルピプラミン	デフェクトン	75〜225	100
	クロカプラミン	クロフェクトン	30〜150	40
	モサプラミン	クレミン	30〜300	33
II 非定型抗精神病薬				
ベンジソキサゾール	リスペリドン	リスパダール	2〜12	1
ベンジソチアゾール	ペロスピロン	ルーラン	12〜48	8
チエノベンゾジアゼピン	オランザピン	ジプレキサ	5〜20	2.5
ジベンゾチアゼピン	クエチアピン	セロクエル	50〜750	66

参考文献 稲垣 中ほか：向精神薬の等価換算，星和書店，1999

付表5
持効性抗精神病薬（デポ剤）

一般名	商品名	導入時の投与量 (mg/回)	維持投与量 (mg/回)	備考
デカン酸ハロペリドール	ネオペリドール，ハロマンス 50 mg/1 ml/1管, 100 mg/1 ml/1管	・副作用の出現に注意して可能な限り少量から始める。 ・初回用量はハロペリドール経口投与1日量の10〜15倍量を注射量の一つの目安とする。	・通常1回量 50〜150 mg を4週間隔で投与する。	・用量の設定はハロペリドールの血中濃度のモニタリングおよび症状の評価で行う。 ・筋肉内投与後加水分解され，血中にハロペリドールが徐々に放出され，ハロペリドールとしての薬理作用を示す。 ・あらかじめシリンジに25 mg 充填されたキット製剤が利用できる。
デカン酸フルフェナジン	フルデカシン 25 mg/1 ml/1管	・可能な限り少量（0.3〜0.5 mL）はじめを目安とする，50 mg を超えない。	・成人に1回量 12.5〜75 mg を4週間隔で投与する。症状に応じて適宜増減するが，通常 25〜50 mg で維持するのが望ましい。	
エナント酸フルフェナジン	アナテンゾールデポー 25 mg/1 ml/1管		・1回量 12.5〜25 mg を10〜20日間隔で投与する。	

付表6 抗精神病薬の副作用

一般名	商品名	鎮静作用	錐体外路作用	抗コリン作用	低血圧	心毒性
クロルプロマジン	コントミン, ウインタミン	+++	++	++	+++	++
チオリダジン	メレリル	+++	+	+++	+++	++
フルフェナジン	フルメジン	+	+++	++	+	+
パーフェナジン	ピーゼットシー, トリオミン	+	+++	++	+	+
トリフルオペラジン	トリフロペラジン	+	+++	+	+	+
ハロペリドール	セレネース, リントン	+	+++	−	−	−
スルピリド	ドグマチール, アビリット	−	+	+/−	−	−
ゾテピン	ロドピン	+++	++	+	++	++
リスペリドン¹	リスパダール	+	+	+/−	+	−
ペロスピロン*	ルーラン	−	−	+/−	+	−
クエチアピン	セロクエル	++	−	+	++	−
オランザピン	ジプレキサ	++	+/−	+	+	−
clozapine	本邦では未発売	+++	−	++	+++	+

+++:出現頻度が高いあるいは重篤, ++:中等度, +:低い, −:非常に頻度が低いあるいは見られない
1:リスペリドンではアカシジアが起こりやすい
*:ペロスピロン(商品名:ルーラン)については吉富薬品から情報提供を受けた.

付表7
主な抗うつ薬

種類	一般名	商品名	標準投与量 (mg/日)	備考
三環系	イミプラミン	トフラニール	50〜200	最も基本的な抗うつ薬
	クロミプラミン	アナフラニール	50〜225	点滴静注としても用いられる
	アミトリプチリン	トリプタノール	30〜150	イミプラミンよりも鎮静作用が強い
	アモキサピン	アモキサン	25〜300	強いノルアドレナリン再取り込み阻害、ドパミン遮断作用、抗うつ作用が強い
	ドスレピン	プロチアデン	75〜150	抗コリン作用が少ない
四環系	マプロチリン	ルジオミール	30〜75	ノルアドレナリン再取り込みを選択的に阻害、末梢性抗コリン作用が少ない
	ミアンセリン	テトラミド	30〜60	ノルアドレナリン再取り込み阻害、$α_2$受容体遮断、セロトニン3A受容体遮断作用を持つ

付表 7

				用量 (mg/日)	ドパミン D2 受容体遮断作用
	ベンザミド	スルピリド	ドグマチール, アビリット	50〜300	
	その他	トラゾドン	レスリン, デジレル	初期用量 75〜100 mg/日, 200 mg/日まで増量	抗不安作用もあり抗コリン作用は少ない
SSRI		フルボキサミン	ルボックス, デプロメール	初期用量 50 mg/日, 150 mg/日まで増量	我が国に導入された最初の本格的 SSRI. 抗コリン作用が少ない
		パロキセチン	パキシル	20〜40 mg×1 回/日夕食後 (10 mg/回より開始し, 原則として 1 週間毎に 10 mg/日ずつ増量)	抗うつ作用が強い
SNRI		ミルナシプラン	トレドミン	50 mg/日を初期用量とし, 100 mg/日まで漸増. ただし高齢者には 30 mg/日を初期用量とし 60 mg/日まで漸増.	選択的セロトニン, ノルアドレナリン再取り込み阻害薬. 抗うつ効果が強い. 抗コリン性副作用が少ない.

付表8 主な抗不安薬

種類	一般名	商品名	半減期(時間)	投与量(mg/日)	備考
短・中時間型	クロチアゼパム	リーゼ	6	15～30	作用は穏和.
	エチゾラム	デパス	6	1.5～2	抗不安作用のほか抗うつ作用もある. 睡眠導入剤としても用いられる.
	ロラゼパム	ワイパックス	12	1～3	
	アルプラゾラム	コンスタン, ソラナックス	14	1.2～2.4	強力な抗不安薬. 抗うつ作用もある.
	ブロマゼパム	レキソタン, セニラン	8～19	3～15	ジアゼパムと同等あるいはやや強力.
長時間型	ジアゼパム	セルシン, ホリゾン	20～50	4～20	作用はクロルジアゼポキサイドより強い. 静注はてんかん発作重積に有効.
	クロルジアゼポキサイド	コントール, バランス	6～28	20～60	
	オキサゾラム	セレナール	50～62	30～60	
	ロフラゼプ酸エチル	メイラックス	122	2	1日1～2回投与. 作用が比較的強い.
セロトニン作動性	タンドスピロン	セディール	1.2～1.4	30～60	セロトニン5-HT$_{1A}$受容体に選択的に作用.

付表9
主な睡眠薬の種類

種類	一般名	商品名	半減期 (時間)	投与量 (mg/日)	備考
短時間型	ゾルピデム	マイスリー	2	5〜10	BZD1受容体に選択的に作用。筋弛緩作用が少ない。
	トリアゾラム	ハルシオン	4	0.125〜0.25	入眠作用が強い。耐性、反跳性不眠、健忘に気を付ける
	ゾピクロン	アモバン	4	7.5〜10	筋弛緩作用がきわめて弱い。口中苦味感が持続
	ブロチゾラム	レンドルミン	5	0.25	自然な眠りに近いスムーズな入眠
	リルマザホン	リスミー	10	0.25	入眠・熟眠作用あり。
	ロルメタゼパム	エバミール, ロラミット	10	1〜2	ロラゼパムの誘導体

分類	一般名	商品名	半減期	常用量 (mg)	特徴
中間および長時間型	フルニトラゼパム	サイレース, ロヒプノール	15~30	0.5~2	強力で入眠, 熟眠作用が強い.
	エスタゾラム	ユーロジン	18~30	2~4	強力で入眠, 熟眠作用が強い.
	ニトラゼパム	ネルボン, ベンザリン	18~38	5~10	やや穏和な睡眠薬. 抗てんかん作用も強い.
	ニメタゼパム	エリミン	21	3~5	ニトラゼパムと類似
	クアゼパム	ドラール	36	15~30	BZD1受容体に選択的に結合する. 筋弛緩作用が少ない.
	ハロキサゾラム	ソメリン	42~123	5~10	ニトラゼパムとほぼ同等
	フルラゼパム	ダルメート, ベノジール	47~108	10~30	穏和で持続が長い.

索　引

A

Abbreviated Mental Test
　……………………17
悪性症候群 ……………218
AUDIT (the Alcohol Use Disorders Identification Test) ……………9, 261
誤った記憶の回復 ……25

B

バブコック文章テスト
　…………………………107
BMI (body mass index)
　…………………………179
勃起不全 ………………246
勃起障害 ………………172
暴力の危険が迫っている患者 ……………………144
文化変容 ………………47
ブローカ失語 …………122
ブローカ野 ……………113
舞踏様運動 ……………117
病気についての患者自身の評価 ……………………95
病態失認 ………………109

C

遅発性ジストニア ……117
遅漏 ………………172, 246
治療 ……………………197
治療者が気づかってくれている証拠を求める患者
　…………………………137
チック …………………117
膣けいれん ………172, 246
cognitive behavioural therapy, CBT ……211

D

脱抑制に陥っている患者
　…………………………141
電気けいれん療法 ……223

E

エピソード（個人的な）記憶 ……………………107

F

フェティシズム ………175
フォーミュレイション 131

G

学習障害 …………98, 249
学校からの情報 ………80
Gender dysphoria（性不耐症）……………………29
言語能力をみるためのス

キーム …………………78	いつ専門医に紹介するか
幻覚 ……………………52	………………………205
衒奇症 …………………127	一級症状 ………………53
現在の愁訴についての病歴	
…………………………3,15	**J**
ゲルストマン症候群 …109	自動服従 ………………220
語義(概念的)記憶 …107	自動従属 ………………126
グラスゴー昏睡スケール	自閉症 …………………156
………………………102	持効性抗精神病薬(デポ
偽発作 ……………192,195	剤) ……………………272
虐待の記憶 ……………24	人生早期の体験 ………22
	自殺と故意の自傷 ……158
H	自殺のリスク・ファクター
把握反射 ………………115	………………………159
ハンチントン舞踏病 …200	ジストニア ……………117
反響動作 ………………127	常同行動 ………………127
反響言語 ………………126	情報提供者からの病歴聴取
ハーム・リダクション 240	…………………………19
発達障害 ………………83	重症うつ病 ……………221
皮膚書字覚失認 ………110	
発作後精神病 …………195	**K**
法則性を与える過程 …131	家系図 …………………5
Human immunodeficien-	鑑別診断 ………………192
cy virus (HIV) ……202	緘黙症あるいは接近困難な
表出性失語症 …………104	患者 …………………121
	家族歴 …………………5
I	家族関係 ………………33
異文化間評価 …………43	家族構造 ………………37
実地診療上のポイント	家族面接 ………………34
…………………………55	経過記録 ………………135
違法歴 …………………10	系統的リスク評価 ……162
飲酒 ……………………9	健忘 ……………………105
飲酒問題 ………………163	健忘症候群 ……………201
医療保護入院 …………252	危険性のアセスメント

……………………146
緊張病 …………125,220
緊急措置入院 …………254
記憶の欠落 ……………24
個別的具体的事例研究の過程 ……………………131
個人史 …………………8
昏迷 ……………………121
コルサコフ型健忘 ……113
ことばの想起の流暢性
……………………110
子どもの精神状態の記述
………………………65
交互タッピング ………115
硬膜下血腫 ……………203
高齢者 …………………96
抗精神病薬 ……………270
後頭葉障害 ……………113
くも膜下出血 …………203
クロイツフェルト・ヤコブ病 ……………………200
薬を要求する患者 ……143
拒絶症 …………126,220
急性ジストニア ………217
急性精神病 ……………214
急性躁病 ………………220

M

マネジメント・プラン 13
マタニティ・ブルー …186
命名失語 ………………104
面接の終了 ……………21
面接室の準備 …………12
ミニ・メンタルステート検査（MMSE）…17,264
MMSE の得点の解釈 …97
申し送り記録 …………136
妄想 ……………………52

N

認知機能 ………………93
任意入院 ………………251
妊娠中および授乳中の向精神薬投与 ……………222
妊娠中絶 ………………184
認知面の評価 …………53
入院形態 ………………251

O

贈り物を持ってくる患者
……………………140
オルガスムの機能障害 172
オルガスム障害 ………246
応急入院 ………………253

P

パラスイサイド ………159
パーソナリティ ……30,79
ピック病 ………………200

R

ライフ・チャート ………5
リスク・マネジメント
……………………153
立体感覚失認 …………110
6歳以上の子ども ……60
6歳未満の子ども ……64
ろう屈症 ………126,220

ルリアの握りこぶし–手刀–てのひらテスト ……………110	診療時間外の患者 ……142
両傾向性 ……………126	診察室を立ち去ろうとしない患者 ……………141
両親との面接 …………69	身体イメージの障害 …109

S

サマリー ………………134
産褥期精神病 …………187
産褥期うつ病 …………186
世代関係図 ……………37
性不耐症 ……173, 174, 248
成人の精神状態 ………88
正常圧（交通性）水頭症 ……………………201
正常な記憶 ……………25
性交疼痛症 ………172, 246
精神保健指定医 ………255
精神保健福祉法 ………251
精神医療審査会 ………256
性心理歴 ………………9
性的虐待 ………………24
性的関係を求める患者 ……………………139
性的逸脱 …………173, 248
性的自己窒息 …………174
性的欲求の欠如 ………172
性転換症 …………175, 249
振戦せん妄 ……………231
司法精神医学 …………208
視空間認知機能 ………108
神経梅毒 ………………202
神経性無食欲症 …177, 242
神経性大食症 ……177, 242

身体化 ……………180, 243
失行 ……………………108
失音楽症 ………………111
失認 ……………………108
措置入院 ………………253
側頭葉障害 ……………111
早漏 ………………172, 246
ストーカー行為 ………174
社会生活歴 ……………18
社会的ネットワーク …19
社会的状況の評価 ……40
初期治療 ………………128
職業歴 …………………8
小児性愛 ………………174
手掌頤反射 ……………115

T

多動性障害 ……………157
多発性硬化症 …………203
てんかん ………………188
閉じこめ症候群 ………124
頭頂葉障害 ……………109
透明まくら ……………126

U

ウェルニッケ脳症 ………………206, 232
運動の連続性 …………110

Y

薬物依存 ……………166
薬物乱用 ……………232

Z

在宅ケア支援 …………19
前頭葉障害 ………112,113

© 2005　　　　　　　　第1版発行　2005年6月30日

モーズレイ
実地精神医学ハンドブック

定価はカバーに表示してあります。

検印省略	監訳	洲脇　寛
	発行所	株式会社　新興医学出版社
	発行者	服部　秀夫

〒113-0033　東京都文京区本郷6-26-8
電話　03 (3816) 2853
FAX　03 (3816) 2895

印刷　株式会社春恒社　ISBN 4-88002-163-6　郵便振替　00120-8-191625

- 本書の複製権・翻訳権・譲渡権・公衆送信権（送信可能化権を含む）は株式会社新興医学出版社が所有します。
- **JCLS** ＜㈱日本著作出版権管理システム委託出版物＞
本書の無断複写は著作権法上での例外を除き禁じられています。複写される場合は，その都度事前に㈱日本著作出版権管理システム（電話03-3817-5670，FAX03-3815-8199）の許諾を得て下さい。